Die hier abgedruckten Vorträge wurden auf einer Tagung in München am 24. Oktober 1981 gehalten.

September 1982

Herausgeber:
G. Linzenmeier

ISBN 978-3-663-01937-4 ISBN 978-3-663-01936-7 (eBook)
DOI 10.1007/978-3-663-01936-7

CIP-Kurztitelaufnahme der Deutschen Bibliothek

Aktuelle Aspekte zur bakteriologischen Resistenzbestimmung und Resistenzsituation
Herausgeber: G. Linzenmeier
Braunschweig; Wiesbaden:
Vieweg, 1982

ISBN 978-3-663-01937-4

NE: Linzenmeier, Götz (Herausgeber)

Inhaltsverzeichnis

Anschriften der Autoren

Professor Dr. G. Linzenmeier
Universitätsklinikum Essen
Institut für Med. Mikrobiologie
Hufelandstraße 55, 4300 Essen

Professor Dr. Dr. D. Adam
Kinderklinik der Universität
im Dr. v. Haunerschen Kinderhospital
Lindwurmstraße 4, 8000 München 2

Professor Dr. I. Braveny
Institut für Med. Mikrobiologie und Hygiene
der Technischen Universität
Klinikum rechts der Isar
Ismaninger Straße 22, 8000 München 80

Dr. R. Haag
Medizinische Mikrobiologie
Boehringer Mannheim GmbH
Sandhofer Straße 116, 6800 Mannheim 31

Professor Dr. G. Lebek
Institut für Hygiene und medizinische Mikrobiologie
der Universität Bern
Friedbühlstraße 51, CH-3008 Bern

Professor Dr. G. Ruckdeschel
Klinikum Großhadern
Medizinische Mikrobiologie
Marchioninistraße 15, 8000 München 70

Dr. W. Vömel
Medizinische Mikrobiologie
Boehringer Mannheim GmbH
Sandhofer Straße 116, 6800 Mannheim 31

Dr. L. Wieczorek
Medizinische Mikrobiologie
Boehringer Mannheim GmbH
Sandhofer Straße 116, 6800 Mannheim 31

Derzeitiger Stand der Antibiotika-Therapie in der Klinik

D. Adam

Die Vielzahl neuer und alter Antibiotika macht es erforderlich, von Zeit zu Zeit die einzelnen Substanzen auf ihren therapeutischen Wert zu überprüfen und festzustellen, welche Antibiotika nach wie vor wertvoll sind, welche überholt und veraltet sind und welche neuen eine Bereicherung des Arzneischatzes darstellen. Im Laufe der letzten Jahre hat sich das Erregerspektrum bei den Klinikinfektionen verändert – weg von den grampositiven Keimen (Staphylokokken und Streptokokken) zugunsten der gramnegativen Erreger, z. B. der Colibakterien, Klebsiellen, Pseudomonas aeruginosa, Proteus etc. In letzter Zeit gewinnen jedoch die Staphylokokken wieder zunehmend an Bedeutung.

Für die antibakterielle Therapie in der Klinik bestehen andere Voraussetzungen als in der Praxis:

Unterschiedliche Erreger in Klinik und Praxis	
Praxis	Klinik
meist: Pneumokokken Staphylococcus aureus Streptokokken A Haem. influenzae E. coli (Harnwege) Erreger von epidemischen Infektionen (Salmonellen usw.)	dieselben Keime und opportunistisch pathogene Erreger: Klebsiella Ps. aeruginosa Serratia marcescens Enterobacter Enterokokken Anaerobier (z.B. Bacteroides fr.) Streptokokken B Citrobacter u.v.a.

Anderes Patientengut (Früh- und Neugeborene, geriatrische Patienten, Immundefizienzen, z. B. durch Röntgentherapie, Corticoid-Therapie, Immunsuppressiva etc.), andere Erreger mit anderem Resistenzverhalten und die erweiterten Möglichkeiten der Antibiotika-Applikation schaffen andere Voraussetzungen bei der stationären Behandlung.

Ist die Verteilung der Erreger in Klinik und Praxis bekannt, dann hat man schon ein wesentliches Auswahlkriterium beim Einsatz eines geeigneten Antibiotikums.

Als Bewertungskriterien für den klinischen Einsatz der Antibiotika gelten nach wie vor:

Minimale antibakterielle Hemmkonzentrationen in vitro.
Pharmakokinetik im Serum des Patienten.
Penetrationsvermögen in bestimmte Organe bzw. Gewebe.

Während die Erreger im Praxisbereich meist gut auf die verfügbaren Antibiotika ansprechen, gibt es in der Klinik in dieser Hinsicht mehr und mehr Probleme. Keime, wie Klebsiellen, Enterobacter oder Pseudomonas, Staphylococcus aureus, indolpositive Proteusstämme, die beim normalen Patienten mit normaler körpereigener Abwehr keine Infektion verursachen, können im Klinik-Milieu zu gefährlichen Krankheitserregern werden. Sie verlassen ihren normalen Standort und erhalten Zugang zu anderen Körperregionen. Begünstigt wird das An-

Krankenhausinfektionen

Verdacht nach Befundmerkmalen

1. Gehäufter Nachweis von „typischen" Hospitalismuskeimen wie Klebsiella, Pseudomonas, Serratia, Staphylococcus aureus, Proteus, Escherichia coli
2. Gleiches oder fast gleiches Antibiogramm bei häufiger nachgewiesenen Erregern
3. Vermehrter Nachweis von sonst seltener gezüchteten Erregern
   wie Citrobacter
   Proteus rettgeri
   Proteus morganii
   Proteus inconstans (Providencia)
   Acinetobacter
4. Auffallende Mehrfachresistenz bei sonst besser empfindlichen Erregern, insbesondere Häufung von Mehrfachresistenz in demselben Krankenhaus
5. Häufung gleicher Infektionserreger bei Risikopatienten.
   Wichtig: Angabe der klinischen Diagnose auf dem Untersuchungsantrag.

gehen dieser »opportunistischen Infektionen« durch Schwächen der körpereigenen Abwehr. Neben der Grundkrankheit spielen diagnostische und therapeutische Eingriffe eine wichtige Rolle (Injektionen, Katheter, Prothesen etc.).

Durch eine häufig zu breite und ungezielte antibakterielle Chemotherapie kann es zur Selektion von mehrfachresistenten, schwer therapierbaren Erregern kommen. Ein kardinales Problem für diesen sogenannten »modernen« Hospitalismus ist die von Klinik zu Klinik und von Abteilung zu Abteilung unterschiedliche Resistenzsituation. Mikrobiologische Angaben allgemeiner Art sollten deshalb über die Art und Empfindlichkeit der Erreger in ganz bestimmten klinischen Einheiten Auskunft geben. Nur diese auf spezielle Bereiche bezogenen Untersuchungen bringen dem Kliniker wichtige Ansätze für die Therapie, wenn diese blind, d.h. bei (noch) unbekanntem Erreger begonnen werden muß.

Ursachen für die Verbreitung des „modernen" Hospitalismus		
Medikotechnik	Med. Therapie (außer Antibiotika)	Andere Ursachen
Beatmungs- und Narkosegeräte Absauggeräte Ultraschallvernebler Plastikkatheter Hydrocephalusventile (Klimaanlagen)	Zytostatika Immunsuppressiva Kontaminierte Infusionen	Bestrahlung Operationen

Nach Daschner muß derzeit damit gerechnet werden, daß etwa 5 bis 8% aller Patienten im Krankenhaus eine Infektion erwerben.

Auf die Bundesrepublik übertragen bedeutet dies, daß von ca. 10 Millionen stationär behandelten Patienten 500 000 bis 800 000 an einer nosokomialen Infektion erkranken.

Dabei sind die häufigsten Krankenhausinfektionen:

Harnweginfektionen,
Wundinfektionen,
Atemweginfektionen,
Infektionen der Haut und Subcutis,
Sepsis.

Diese Infektionen machen zusammen etwa 85% aller im Krankenhaus erworbener Infektionen aus.

Die folgende Tabelle zeigt, daß *Staphylococcus aureus heute der häufigste Erreger von Krankenhausinfektionen* ist.

Infektion (Krankenhaus-erworben)	Häufigste Erreger	
Harnweginfektionen	E. coli Enterokokken	33,6% 24,2%
Wundinfektionen	Staphylococcus aureus	36,9%
Pneumonie (Krankenhaus-erworben)	Pseudomonas aeruginosa Staphylococcus aureus	21,9% 19,5%
Haut und Subcutis	Staphylococcus aureus Enterobacter sp. Staphylococcus epidermidis	53,6% 16,5% 10,2%
Sepsis	Staphylococcus aureus	44,2%

Angaben nach Daschner

Die Auswahl des Antibiotikums

In der Klinik - und hier besonders auf der Intensivstation - liegen besondere Voraussetzungen vor, die in erster Linie durch das spezielle Patientengut bestimmt sind.

Lücken in der körpereigenen Abwehr (z. B. bei chronischen Erkrankungen, zytostatischer Therapie etc.) erschweren die Eliminierung des Erregers. Diagnostische und therapeutische Eingriffe (Anästhesie, Operation, Katheter, Prothesen, Injektionen, Infusionen etc.) führen darüber hinaus zu einer Beeinträchtigung des Organismus.

Auch kann eine Operation den Patienten durch Reduktion der körpereigenen Abwehr anfälliger für Infektionen machen. Bei Kindern wurde z. B. festgestellt, daß die Phagozytose-Leistung der Leukozyten allein schon durch die Narkose nachläßt, ohne das zusätzliche Trauma der Operation. Solche Immundefizienzen begünstigen Infektionen durch sogenannte »opportunistisch pathogene« Keime, d. h. die Ausbreitung pathogener und unter Umständen resistenter Stämme wird ermöglicht. Für derartige Infektionen verantwortliche Keime stammen

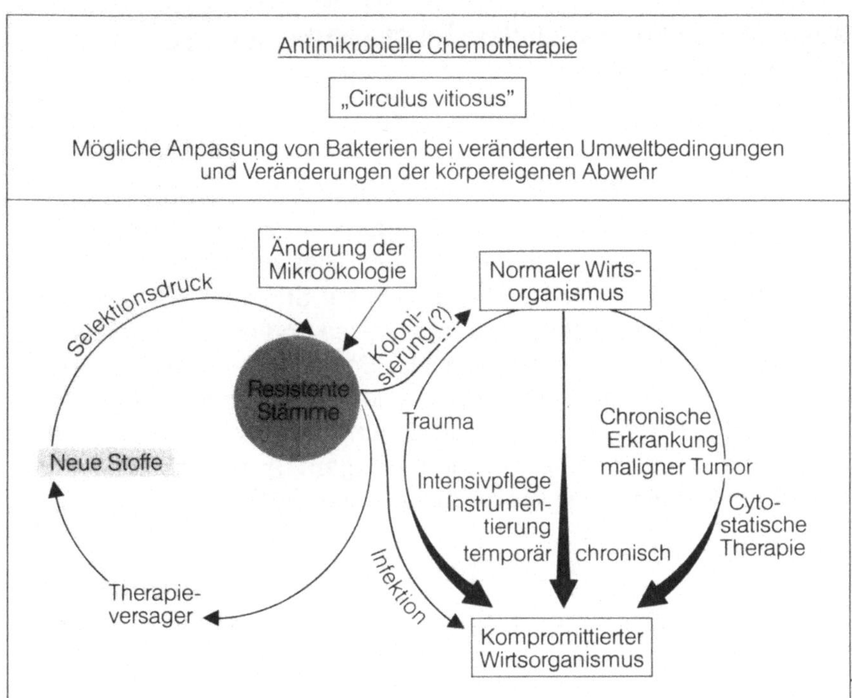

Nach J. Drews, Grundlagen der Chemotherapie, Springer Verlag Wien–New York, 1979, 322

entweder endogen aus dem patienteneigenen Keimreservoir des Darmes (Nasopharynx) oder exogen aus der Umgebung des Patienten (Hände, Personal, Geräte etc.).

Die Auswahl des Antibiotikums, das in den meisten Fällen zunächst »blind«, d. h. ohne Kenntnis des infektionsverursachenden Erregers gegeben werden muß, richtet sich nach dem vermuteten Erreger. Je weniger ein Erreger eingegrenzt werden kann, desto breiter – vom antibakteriellen Spektrum her gesehen – muß zwangsläufig die Initialtherapie angesetzt werden.

Bei der Auswahl des Antibiotikums gilt in jedem Fall das allgemein anerkannte therapeutische Prinzip »nil nocere«, d. h. eventuell auftretende Nebenwirkungen und toxische Eigenschaften eines Antibiotikums müssen in die Behandlungsüberlegungen mit einbezogen werden.

Auswahl wichtiger Antibiotika und Chemotherapeutika für den Klinik-Bereich

Penicilline

Die antibakterielle Wirksamkeit der Penicilline beruht auf einer Hemmung der Zellwandsynthese des Erregers; sie wirken bakterizid. Das Wirkungsspektrum von Penicillin G, dem ältesten Vertreter der Gruppe, ist relativ schmal und erstreckt sich auf Streptokokken, Pneumokokken, Diphtheriebakterien, Aktinomyceten und einige andere Keime unter Aussparung der gramnegativen Enterobacteriaceen. Da diese häufig Erreger auf Intensivstationen sind, kommt Penicillin G zur *blinden* Anbehandlung alleine oder in Kombination nicht in Frage. Es ist jedoch bei penicillinempfindlichen Erregern (z. B. Pneumokokken, Streptokokken) nach wie vor ein Mittel erster Wahl.

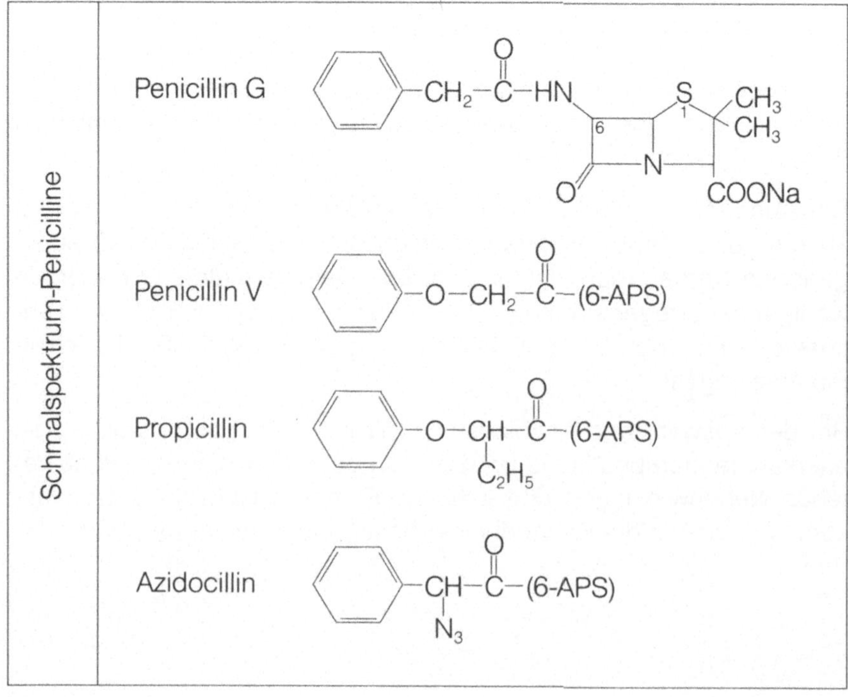

Penicillinasefeste Penicilline

(Isoxazolylpenicilline, z. B. Oxacillin, Dicloxacillin und Flucloxacillin)

Aufgrund ihrer Penicillinasefestigkeit wirken diese Substanzen gegen Penicillin G-resistente Staphylokokken. Gegen Penicillin G-empfindliche Erreger sind sie jedoch 10- bis 100fach schwächer wirksam. Daher kommt ihr Einsatz allenfalls gelegentlich und nur in Kombination mit anderen Antibiotika in Frage. Ein häufig propagierter und in vitro auch nachgewiesener synergistischer Effekt der Isoxazolylpenicilline mit anderen Penicillinen insbesondere gegen gramnegative Keime – auch Penicillinasebildner – ist bisher klinisch nicht belegt.

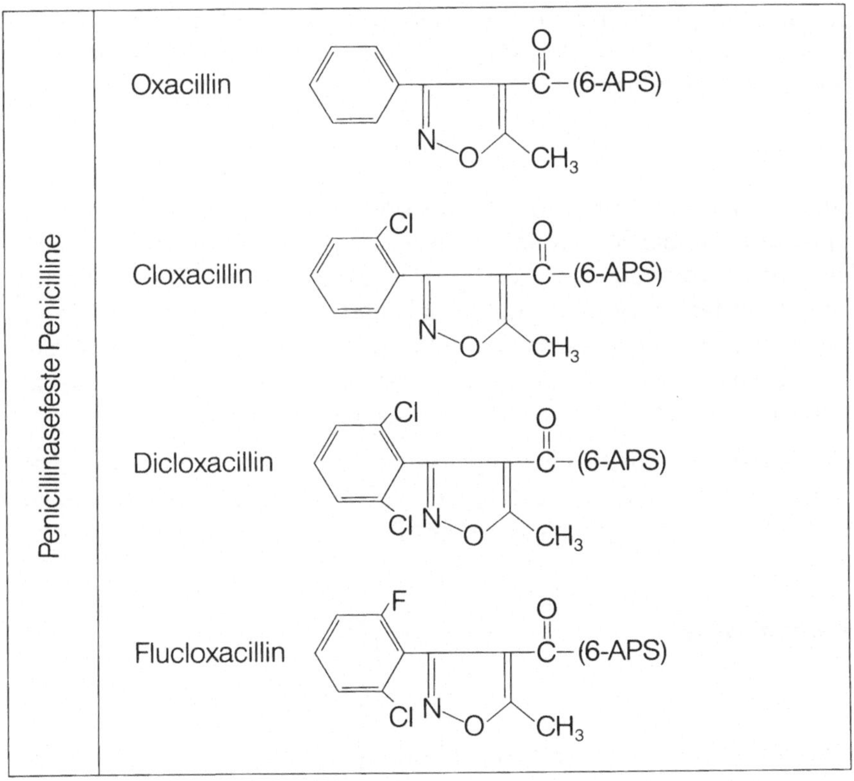

Penicillinasefeste Penicilline

Oxacillin
O, C–(6-APS), N, O, CH_3

Cloxacillin
Cl, O, C–(6-APS), N, O, CH_3

Dicloxacillin
Cl, O, C–(6-APS), Cl, N, O, CH_3

Flucloxacillin
F, O, C–(6-APS), Cl, N, O, CH_3

Ampicillin, Ampicillin-Analoge

Ampicillin

Ampicillin ist ein Penicillinderivat mit erweitertem Spektrum, das auch auf gramnegative Keime wirkt, aber nicht penicillinasestabil ist. Dieser große Nachteil des Ampicillins (auch Kolibakterien können Penicillinase bilden und sind in solchen Fällen ampicillinresistent) muß bei seiner Gabe in der Intensivmedizin berücksichtigt werden. Ein Einschluß von Ampicillin in eine »blinde« Initialtherapie ist nur dann zu empfehlen, wenn die Kombination mit anderen Antibiotika ein ausreichend breites antibakterielles Spektrum erwarten läßt.

Eine alleinige primäre Ampicillingabe bei schweren lebensbedrohlichen Erkrankungen, wie z. B. Sepsis oder schwerer Pneumonie, ohne Erregernachweis ist nicht zu verantworten. Die Empfindlichkeit von E. coli gegen Ampicillin schwankt regional zwischen 50 und 90%. Bei Proteus mirabilis beträgt sie 60 bis 85%, bei Proteus vulgaris sogar nur 30 bis 35%. Primär ampicillinresistent sind Enterobacter, Klebsiellen und Pseudomonas aeruginosa. Ampicillin parenteral verabreicht ist nach wie vor das Mittel der Wahl bei nachgewiesenen Enterokokken-Infektionen.

Amoxycillin

Amoxycillin hat als Hydroxyderivat des Ampicillins dessen Erregerspektrum. Da die Absorption nach oraler Gabe gegenüber Ampicillin wesentlich verbessert ist, können bei gleicher oraler Dosierung wie Ampicillin fast doppelt so hohe maximale Serumkonzentrationen erreicht werden. Aus diesem Grunde empfiehlt es sich, bei einer oralen Ampicillinindikation Amoxycillin zu verabreichen. Die Blutspiegelhöhen werden nicht durch die Nahrungsaufnahme beeinträchtigt.

Die Nebenwirkungen (Rash) entsprechen weitgehend denjenigen des Ampicillins. Die Beeinträchtigung der Darmflora (weiche Stühle, Durchfälle) ist geringer als bei Ampicillin.

Carbenicilline

Carbenicillin

Carbenicillin ist nicht säurestabil und kann daher nur parenteral verabreicht werden. Es wirkt als Ampicillin-Abkömmling ähnlich gegen grampositive und gramnegative Bakterien, ist allerdings nicht Penicillinase-stabil. Der Wirkungsbereich erstreckt sich zusätzlich noch auf Pseudomonas aeruginosa sowie Indol-positive Proteusstämme. Die Kombinationsbehandlung von Pseudomonas-Infektionen, vor allem der Sepsis, mit Aminoglykosid-Antibiotika, wie z. B. Gentamicin oder Tobramycin, hat sich klinisch bewährt. Wegen zunehmender Resistenzen zahlreicher gramnegativer Mikroorganismen ging die Carbenicillin-Anwendung zu Gunsten der Acylureido-Penicilline und des Piperacillins (s. u.) drastisch zurück.

Ticarcillin

Ticarcillin ist eine Weiterentwicklung des Carbenicillins mit breitem gegen grampositive und gramnegative Keime gerichteten Spektrum, mit besonderer Wirkung gegen Pseudomonas aeruginosa, die etwa 2- bis 4fach höher als diejenige des Carbenicillins ist. Die Kombination mit Aminoglykosid-Antibiotika ist möglich.

Mezlocillin

Mezlocillin hat das erweiterte Wirkungsspektrum des Ampicillins und ist geeignet zur Behandlung von Infektionen durch Indol-positive Proteus-Stämme (Proteus vulgaris u. a.), Providencia-, Serratia-, Klebsiella-, Enterobacter- und Pseudomonas aeruginosa-Keime (letztere jedoch schwächer als Azlocillin, Ticarcillin oder Piperacillin). Im Vergleich zu Azlocillin ist Mezlocillin bei Enterobacteriaceae meist 2- bis 3fach stärker wirksam – ausgenommen Pseudomonas aeruginosa. Resistent sind alle Penicillinase-bildenden Staphylokokken und Ampicillin-resistente Haemophilus influenzae-Stämme. Eine Kombination mit Penicillinase-stabilen Isoxazolylpenicillinen (Oxacillin, Dicloxacillin, Flucloxacillin) sowie mit Aminoglykosiden (Gentamicin, Tobramycin, Sisomicin, Netilmicin, Amikacin) ist möglich.

Aminobenzylpenicilline

Piperacillin

Piperacillin hat eine im Vergleich zu Carbenicillin 10fach höhere Wirkung gegen Pseudomonas aeruginosa und umfaßt teilweise das Spektrum von Azlocillin und Mezlocillin. Es ist nicht Penicillinase-stabil und nur parenteral anwendbar. Die Kombination mit Isoxazolylpenicillinen und/oder Aminoglykosiden ist möglich.

Penicillin-Kombinationspräparate

Penicillin-Kombinationspräparate enthalten ein nicht Penicillinase-stabiles Penicillin (z. B. Ampicillin, Carbenicillin, Mezlocillin) in fixer Kombination mit einem Isoxazolylpenicillin (Oxacillin) meist im Verhältnis

2:1. Durch diese Kombination soll die Penicillinase-Instabilität der Breitspektrum-Penicilline ausgeglichen werden. Dies hat jedoch nur Bedeutung, wenn eine Staphylokokken-Infektion nicht sicher ausgeschlossen werden kann bzw. klinisch vermutet wird. Die »blinde« Gabe fixer Kombinationspräparate der genannten Art ist wegen der Gefahr der Resistenzentwicklung durch Selektionsdruck (Keim-Hospitalismus) abzulehnen. In zahlreichen Fällen ist es besser, die beiden Penicilline in frei gewählter Dosierung miteinander zu kombinieren.

Nebenwirkungen der Penicilline

Penicillin G und die anderen halbsynthetischen Penicilline zeigen eine außerordentlich geringe primäre Toxizität, zu welcher die Penicillinallergie und neurotoxische Nebenwirkungen bei sehr hohen Dosen gehören.

Es sind 4 Typen der Penicillin G-Allergie bekannt:

a) allergisch-anaphylaktische Reaktionen,
b) zytotoxische Reaktionen,
c) Antigen-Antikörper-Komplex-Reaktionen,
d) verzögerte zelluläre Reaktionen.

Der Reaktionstyp a) tritt meist als Soforttyp auf, kann aber auch verzögert erfolgen.

Das bedrohlichste Ereignis, das zu Beginn der Penicillintherapie auftreten kann, ist der anaphylaktische Schock, der vor allem bei Patienten, die bereits auf eine vorausgegangene Penicillingabe allergische Reaktionen gezeigt haben, vorkommen kann. Die Häufigkeit dieser schwersten Reaktion liegt bei etwa 1:100 000 bis 1:200 000 bis 1:1 000 000 mit einer Mortalität von ca. 10%.

Bei Ampicillin liegt die Exanthemrate in der Pädiatrie bei ca. 6 bis 10%. Exantheme treten zumeist am 7. bis 14. Behandlungstag auf, klingen nach 2 bis 3 Tagen auch bei Weiterbehandlung wieder ab und wiederholen sich nicht. Sie werden häufig mit der echten Allergie gegenüber der 6-Aminopenicillansäure, dem Grundgerüst aller Penicilline, verwechselt.

Neurotoxische Nebenwirkungen treten nur bei extrem hoher i.v.-Dosierung, z. B. ab 1000 mg/kg, auf. Diese neurotoxischen Nebenwirkungen (Krämpfe) sind nach Absetzen des Präparates oder Reduzieren der Dosis im allgemeinen reversibel. In seltenen Fällen ist bei hohen Dosen von Carbenicillin, Piperacillin und bei den Acylureido-Penicillinen eine Störung der Thrombozytenfunktion beobachtet worden. Auch diese Form der Nebenwirkung ist im allgemeinen nach Absetzen des Präparates reversibel.

Cephalosporine

Cephalosporin-Antibiotika sind Derivate der 7-Aminocephalosporansäure, die eine nahe chemische Verwandtschaft zur 6-Aminopenicillansäure, dem Grundgerüst der Penicilline, hat. Cephalosporine unterscheiden sich von den Penicillinen durch ihre zwar unterschiedliche, aber relativ gute β-Lactamasestabilität, d. h. sie wirken auch gegen Penicillin-resistente Staphylokokken. Bei den Cephalosporinen bestehen teilweise erhebliche Unterschiede in Aktivität (in vitro), Pharmakokinetik und Verträglichkeit. Die Empfindlichkeit der gramnegativen Keime variiert so stark, daß die Cephalosporine im allgemeinen nur nach vorheriger Resistenztestung gezielt eingesetzt werden sollten. Allen Cephalosporinen gemeinsam ist ihre Wirkungsschwäche bei Enterokokken. Hier wirkt Cefoperazon noch relativ am besten. Neuere Cephalosporine, wie Cefotaxim und Lamoxactam, wirken verglichen z. B. mit Cefazolin, Cefalotin und Cefamandol weniger gut gegen Staphylokokken.

Parenterale Cephalosporine

Cefalotin

Cefalotin ist neben Cephaloridin der älteste Vertreter der Gruppe und hat aufgrund örtlich unterschiedlicher Resistenzsituation gegenüber den neuentwickelten Cephalosporinen nur noch eine untergeordnete Bedeutung. Cefalotin wird stark metabolisiert (etwa zu 40%) und wird nur noch wegen seiner guten Wirksamkeit bei Staphylokokken-Infektionen eingesetzt (z. B. bei der Staphylokokken-Endokarditis).

Cefazolin

Cefazolin ist eine Weiterentwicklung seiner Vorläufer Cefalotin und Cephaloridin. Die minimalen Hemmkonzentrationen in vitro sind gegenüber E. coli und teilweise auch gegen Klebsiella meist 2- bis 4mal niedriger als bei Cephaloridin und Cefalotin. Gegen grampositive

Keime ist Cefazolin 2- bis 4fach aktiver als Cefalotin. Gegenüber Cefalotin, Cefacetril und Cefapirin ist seine Eliminationshalbwertszeit deutlich verlängert. Es hat Bedeutung als kostengünstiges »Basis-Cephalosporin« bei nicht zu schweren bakteriellen Infektionen mit empfindlichen Erregern. Wegen seiner guten Staphylokokkenwirksamkeit findet es auch Anwendung bei der Osteomyelitis-Behandlung.

Cefamandol

Cefamandol gehört zu den β-Lactamase-stabilen Cephalosporinen und hat ein breites Spektrum im gramnegativen und grampositiven Bereich. Es wirkt auch gegen Streptokokken und Haemophilus influenzae, jedoch nicht gegen Enterokokken. Proteus spp., Klebsiellen, Enterobacter, Salmonellen, Serratia und andere Keime werden einschließlich der Staphylokokken erfaßt. Als Basis-Cephalosporin und bei Staphylokokken-Infektionen kann es neben Cefazolin in Betracht gezogen werden.

Cefoxitin

Cefoxitin besitzt das gesamte Wirkungsspektrum der bisher erwähnten Cephalosporin-Antibiotika mit hoher β-Lactamase-Stabilität und einem zusätzlichen Effekt gegen Anaerobier (Bacteroides fragilis). Im Vergleich zu Cefalotin wirkt es etwas schwächer gegen Staphylokokken sowie A- und B-Streptokokken. Die Haemophilus-Wirksamkeit ist schwächer als die von Cefamandol und Cefuroxim. Resistent sind Pseudomonas aeruginosa, Enterokokken, ein Teil der Enterobacter-Arten, Mycoplasmen und Chlamydien.

Cefotaxim

Cefotaxim hat eine 10- bis 100fach höhere in vitro-Aktivität gegen einige gramnegative Keimarten als alle bisherigen Cephalosporine. Die meisten Stämme von E. coli und Klebsiella pneumoniae werden bereits von Konzentrationen unter 0,1 μg/ml gehemmt. Seine Pseudomonas-Wirkung ist relativ gering ausgeprägt. Cefotaxim gilt derzeit als das Mittel der Wahl bei schweren bakteriellen (septischen) Infektionen bei (noch) unbekanntem Erreger zur »blinden« Initialtherapie (gegebenenfalls in Kombination mit einem Aminoglykosid-Antibiotikum oder mit einem Breitspektrum-Penicillin, wie Mezlocillin oder Piperacillin). Wegen seiner guten Wirksamkeit auch gegenüber Pneumokokken, Meningokokken und Haemophilus influenzae kann es auch zur Meningitistherapie im Kindesalter eingesetzt werden.

Cefoperazon

Cefoperazon ist ein breitwirksames Cephalosporin mit ähnlichem Spektrum wie Cefotaxim und etwas breiterer Wirksamkeit gegenüber Pseudomonas aeruginosa. Die Substanz wird nicht metabolisiert und erscheint nur zu etwa 25% im Harn, während ca. 60% mit der Galle ausgeschieden werden. Die Gewebegängigkeit ist gut. Als Nebenwirkung können Diarrhöen auftreten.

Lamoxactam

Lamoxactam hat ein breites Wirkungsspektrum im gramnegativen und grampositiven Bereich mit Ausnahme der Staphylokokken. Es ist ein sogenanntes Oxa-Betalactam-Antibiotikum mit Wirkung auch gegen anaerobe Keime, insbesondere Bacteroides fragilis. Der Indikationsbereich liegt besonders in der operativen Gynäkologie und der Darmchirurgie.

Cefsulodin

Cefsulodin ist ein neues Schmalspektrum-Cephalosporin mit ausschließlicher Aktivität gegen Pseudomonas aeruginosa und fast fehlender Wirkung gegen andere Enterobakteriaceen. Es wirkt auch auf Staphylokokken, A-Streptokokken, Pneumokokken und Neisserien. Seine Anwendung kommt nur bei nachgewiesenen Pseudomonas-Infektionen in Frage.

Cefotiam

Cefotiam ist ein Cephalosporin mit ähnlichen Charakteristika wie Cefazolin und Cefazedon. Es wirkt daher im grampositiven Bereich besser als die neuen Cephalosporine.

Nebenwirkungen der Cephalosporin-Antibiotika

Da es zu nephrotoxischen Nebenwirkungen, insbesondere bei eingeschränkter Nierenfunktion und gleichzeitiger Gabe von Aminoglykosid-Antibiotika kommen kann, ist bei der Applikation von allen Cephalosporinen, insbesondere derjenigen der 1. und 2. Generation, eine Überwachung der Nierenfunktion (z. B. Kreatinin-Clearance) angezeigt. Wegen seiner relativ hohen nephrotoxischen Nebenwirkungen sollte auf die Gabe von Cephaloridin verzichtet werden. Bei Cefsulodin ist eine mögliche Nephrotoxizität besonders zu beachten.

Parenterale Cephalosporine	
Cefalosporin C	—
(Cephaloridin	Cephaloridin-Glaxo®)
Cefalotin	Cefalotin®, Cepovenin®
Cefapirin	Bristocef®
Cefacetril	Celospor®
Cefradin	Sefril®, Eskacef®
Cefazolin	Elzogram®, Gramaxin®, Zolicef®
Cefazedon	Refosporin®
Cefuroxim	Zinacef®
Cefoxitin	Mefoxitin®
Cefamandol	Mandokef®
Cefotaxim	Claforan®
Cefoperazon	Cefobis®
Cefsulodin	Pseudomonil®, Pseudocef®
Cefotiam	Spizef®, Halospor®
Lamoxactam	Moxalactam®

An weiteren Nebenwirkungen kann Schmerzhaftigkeit bei i. m.-Gabe bei den Cephalosporinen auftreten sowie Thrombophlebitis bei Dauertropfinfusion. In seltenen Fällen können reversible Granulozytopenie, Neutropenie und Leukopenie auftreten, ebenso in ca. 2 bis 4% der Fälle allergische Reaktionen (sogen. Cephalosporin-Allergie) mit Urtikaria, Dermatitis und Serumkrankheit, begleitet von Eosinophilie. Zu den Penicillinen besteht Kreuz-(= Parallel-)Allergie in etwa 10% der Fälle. Bei langfristiger Therapie sind Blutbildkontrollen empfehlenswert. Nach hohen Dosen von Cefalotin sowie häufiger auch bei geringeren Cephaloridin-Gaben wird der Coombs-Test positiv. Gastrointestinale Nebenwirkungen sind im allgemeinen selten. Bei Cefoperazon wurde gehäuft als Nebenwirkung eine Beeinträchtigung des Darms (Durchfälle) beschrieben. Lamoxactam, Cefamandol und Cefoperazon zeigen bei gleichzeitigem Alkoholgenuß einen sogenannten Antabus-Effekt, d. h. es kommt zu Kopfschmerzen und Übelkeit.

Bei der Gabe oraler Cephalosporin-Antibiotika können gelegentlich gastrointestinale Unverträglichkeitserscheinungen mit Übelkeit und Durchfällen auftreten. Diese Nebenwirkungen sind dosisabhängig. Allergien sind dagegen relativ selten beobachtet worden.

Tetrazykline

Die Applikation der Tetrazykline ist oral und bei einigen auch parenteral möglich. Ihr Wirkungsbereich erstreckt sich auf grampositive und gramnegative Keime, auf Anaerobier, Sporenbildner, Aktinomyzeten, Spirochäten, Leptospiren, Rickettsien, Mykoplasmen und einige »große« Viren.

Es gibt verschiedene Tretrazykline, die bei unterschiedlicher Dosierung und in-vitro-Wirksamkeit alle etwa das gleiche Keimspektrum erfassen. Die Gewebediffusion ist uneinheitlich. Hohe Konzentrationen finden sich in Leber, Niere, Milz und Lunge sowie in entzündetem und Tumorgewebe. Ein Vorteil der neueren Tetrazykline (Doxycyclin und Minocyclin) ist ihre relativ gute Absorption und die daraus resultierenden Plasmaspiegel.

Die Hauptindikationen für Tetrazykline sind Infektionen der Gallenwege, Mischinfektionen des Intestinaltraktes, Langzeittherapie der chronischen Bronchitis, Therapie akuter Schübe der chronischen Bronchitis (Erwachsene), Behandlung von Pneumonien mit unbekanntem Erreger, Mykoplasmenpneumonien sowie Prostatitis (Erwachsene), Adnexitis und eventuell auch Harnweginfektionen.

Zu der Gruppe der Tetrazykline gehören folgende Substanzen:

Tetracyclin
Oxytetracyclin
Demeclocyclin
Rolitetracyclin
Methacyclin
Chlortetracyclin
Doxycyclin
Minocyclin

Nebenwirkungen der Tetrazykline

Tetrazykline sind bei Kindern unter 6 Jahren und bei Schwangeren streng kontraindiziert (außer es müssen ausnahmsweise lebensbedrohliche Infektionen behandelt werden, z. B. bei β-Lactam-Unverträglichkeit). Tetrazyklin-Calcium-Komplexe werden irreversibel in Knochen und Zähnen gebildet. Die Zähne werden in der Wachstumsphase verfärbt und geschädigt. Bei Tetrazyklin-Behandlung während der Schwangerschaft kommt es beim Feten zur Ablagerung im gesamten Skelettsystem und in den Zahnanlagen.

Die Verträglichkeit der Tetrazykline ist im allgemeinen gut. Allergien sind selten. Bei Minocyclin kann es in etwa 8% der Behandelten zu Schwindelerscheinungen kommen. Gelegentlich werden Photodermatosen, besonders bei extrem hoher Dosierung (Doxycyclin, Minocyclin), besonders auf unbedeckter Haut (Gesicht), beobachtet.

Bei eingeschränkter Nierenfunktion sollte die Tetrazyklin-Dosierung 25 bis 50% der üblichen Dosis betragen, da hepatotoxische Kumulationen zustande kommen können. Bei hohen Dosen kann es zur Leberzellschädigung kommen. Aus diesem Grunde ist die Überwachung der Leberfunktion bei vorgeschädigter Leber bzw. hohen Dosen indiziert. Gelegentlich kann es zu kolo- und genitoanorektalem Syndrom sowie zu Glossitis, Stomatitis und Ösophagitis (Ulcusgefahr!) kommen. Doxycyclin zeigt bisher keine meßbare Kumulation bei Ausscheidungsstörungen und hat einen deutlich geringeren antianabolen Effekt und eine viel geringere Affinität zu Calcium-Ionen. Die Häufigkeit allergischer Reaktionen mit ungefähr 2% bei Doxycyclin und Minocyclin liegt im Bereich der Häufigkeit bei allen Tetrazyklinen.

Seltener auftretende Nebenwirkungen bei allen Tetrazyklinen sind intrakranielle Drucksteigerung (Pseudotumor cerebri), Beeinflussung von Enzymaktivitäten, Ataxien, Kopfschmerzen, Schläfrigkeit, Pruritus und Schweißausbrüche.

Chloramphenicol und Thiamphenicol

Chloramphenicol

Chloramphenicol ist parenteral und oral anwendbar. Das Wirkungsspektrum umfaßt grampositive Bakterien, Kokken und Sporenbazillen sowie gramnegative Keime, Aktinomyzeten, Spirochäten, Leptospiren, Rickettsien und sogen. »große« Vieren. Eine hohe Resistenzquote gegen Chloramphenicol hat lediglich Pseudomonas aeruginosa auf-

Chloramphenicol

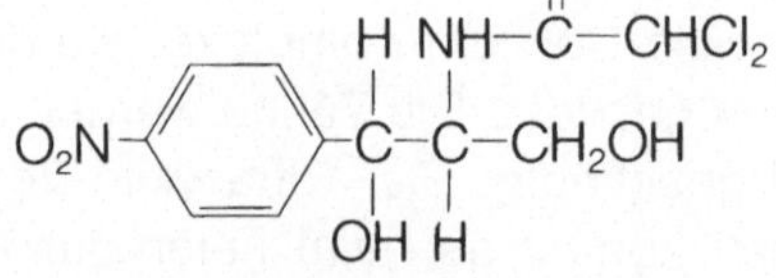

zuweisen. Eine Resistenzentwicklung während der Therapie mit Chloramphenicol bei empfindlichem Erreger wurde bisher nicht beobachtet. Nach oraler Verabreichung werden mehr als 90% der applizierten Menge absorbiert.

Nebenwirkungen von Chloramphenicol

Die Verträglichkeit von Chloramphenicol ist gut. Intestinale Beschwerden sind relativ selten. Allergien kommen nur gelegentlich vor. Wegen seiner möglichen toxischen Wirkung auf das Knochenmark (die Rate liegt bei Kindern bei ca. 1:25 000 der Behandelten) mit Panmyelopathie, aplastischer Anämie, Granulo- und Thrombozytopenie sowie sideroachrestischen Anämien sollte Chloramphenicol für die Behandlung bakterieller Infektionen, bei welchen die Gabe anderer Antibiotika möglich ist, nicht mehr verwendet werden. Ein Einsatz bei strengster Indikationsstellung kommt dann in Frage, wenn ein Ersatz durch ein gleichwirksames anderes Antibiotikum nicht möglich ist.

Bei manchen Sepsis- oder Meningitisfällen in der Klinik kann es jedoch wegen seiner guten Liquorgängigkeit das »Mittel der Wahl« und somit lebensrettend sein.

Die lange Zeit sehr beliebte Applikation in Form von Suppositorien oder in Mischpräparaten, z. B. in Hustensäften, ist wegen der Unkontrollierbarkeit der absorbierten Menge strikt abzulehnen. Besondere Vorsicht ist bei der Anwendung von Chloramphenicol bei Neu- und Frühgeborenen wegen der mangelhaften Glukuronidierung durch die noch funktionsschwache Leber dieser Kinder geboten. Zur Verhinderung der Gefahr der Kumulation (sogen. »Gray-Syndrom«) sollte in diesen Fällen eine Dosierung von 25 mg/kg täglich nicht überschritten werden.

Thiamphenicol

Thiamphenicol ist dem Chloramphenicol chemisch ähnlich und hat auch etwa dessen Wirkungsspektrum, abgesehen von den etwas schlechter erreichbaren E. coli und anderen gramnegativen Keimen.

Nebenwirkungen von Thiamphenicol

Die Rate der toxischen Wirkung auf das Knochenmark mit Panmyelopathie soll bei Thiamphenicol geringer sein. Bisher ist noch kein Fall mit aplastischer Anämie bekanntgeworden. Allerdings ist die gewöhnliche dosisabhängige knochenmarksuppressive Wirkung, die in erster Linie das erythropoetische System betrifft und z. B. im Abfall der Retikulozyten im Blut ihren Ausdruck findet, höher als beim Chloramphenicol. Bei Absetzen des Medikamentes ist diese Art der Nebenwirkung reversibel. Es empfiehlt sich daher, genau wie bei Chloramphenicol, auch bei Thiamphenicol während der Therapie laufend das Differentialblutbild (Retikulozyten, Thrombozyten) zu kontrollieren.

Aminoglykoside

Aminoglykoside sind untereinander chemisch nahe verwandte Stoffe, die in Wirkungsbereich, Pharmakokinetik, Verträglichkeit und Toxizität ähnlich sind.

Zu den neueren Aminoglykosiden gehören:

Gentamicin

Gentamicin unterscheidet sich, wie die anderen neueren Vertreter dieser Gruppe, vom Streptomycin durch eine geringere Toxizität. Gentamicin wirkt hauptsächlich bei Infektionen mit gramnegativen Erregern (z. B. E. coli, Klebsiella, Proteus, Pseudomonas aeruginosa u. a.), jedoch werden auch Staphylokokken erfaßt. Wegen der sehr erheblichen, z. T. regional unterschiedlichen, Resistenzverhältnisse ist der Einsatz nur nach vorheriger Erregerisolierung und Testung bei lebensbedrohlichen bakteriellen Infektionen indiziert. Gentamicin ist mit Ausnahme bei Harnweginfektionen, wie die übrigen neueren Aminoglykosid-Antibiotika, nicht zur Monotherapie geeignet. Im allgemeinen dient es als Kombinationspartner von β-Lactam-Antibiotika, wie z. B. Mezlocillin, Piperacillin, Ticarcillin oder Cephalosporinen, wie z. B. Cefotaxim, Cefuroxim usw.

Tobramycin

Tobramycin entspricht in seinem Wirkungs- und Anwendungsbereich weitgehend demjenigen des Gentamicins. Bei Staphylokokken und Pseudomonas ist es dem Gentamicin teilweise überlegen. Die Wirkungsunterschiede sind jedoch regional verschieden und hängen von der jeweiligen Resistenzsituation ab.

Sisomicin

Sisomicin ist dem Gentamicin bei geringfügigen lokalen Unterschieden sehr ähnlich.

Dibekacin

Dibekacin ist dem Gentamicin bei geringfügigen lokalen Unterschieden sehr ähnlich.

Netilmicin

Netilmicin ist der jüngste Vertreter dieser Substanzklasse und soll sich durch eine geringere Oto- und Nephrotoxizität von den übrigen Aminoglykosiden unterscheiden. Bis auf eine geringfügig bessere Aktivität bei Staphylokokken entspricht das antibakterielle Wirkungsspektrum demjenigen des Gentamicins.

Amikacin

Amikacin ist ein Derivat des Kanamycins und zeichnet sich durch eine geringere Resistenzquote gegenüber Klebsiella, Enterobacter, Serratia und Pseudomonas aeruginosa aus, als dies bei Gentamicin und den anderen Aminoglykosiden der Fall ist. Häufig ist es auch noch bei solchen Keimen aktiv, die gegenüber Gentamicin, Sisomicin, Tobramycin und Netilmicin resistent sind. Amikacin sollte als sogenanntes »Reserve-Antibiotikum« nur bei lebensbedrohlichen Infektionen nach vorheriger Resistenztestung und nur dann eingesetzt werden, wenn andere Aminoglykoside unwirksam sein sollten.

Nebenwirkungen der Aminoglykosid-Antibiotika

Alle Aminoglykosid-Antibiotika sind selektiv neuro- und nephrotoxisch. Bei unterschiedlicher Intensität kann es zur Nierenschädigung, insbesondere im proximalen Tubulusapparat, durch Tubulusnekrosen mit schweren Ausfallserscheinungen kommen. Bei systemischer Anwendung eines Aminoglykosid-Antibiotikums ist daher die Überprüfung der Nierenfunktion während der Therapie obligat. Weiterhin gilt

Aminoglykosid – Antibiotika	
(Streptomycin)	
(Neomycin)	
Gentamicin	Refobacin®, Sulmycin®,
Sisomicin	Extramycin®, Pathomycin®,
Tobramycin	Gernebcin®,
Netilmicin	Certomycin®,
Dibekacin	Orbicin®,
Amikacin	Biklin®,

für alle Aminoglykosid-Antibiotika, insbesondere bei Kumulation, ihre ototoxische Nebenwirkung. Vor systemischer Anwendung, vor allem, wenn die Therapie über einen längeren Zeitraum erfolgen sollte, empfiehlt sich eine otologische Untersuchung. Bei längerfristiger Medikation sind entsprechende Funktionsprüfungen des Gehörorganes unumgänglich. Nephrotoxische Nebenwirkungen der Aminoglykoside können durch die gleichzeitige Gabe von Cephalosporinen, vor allem derjenigen der 1. und 2. Generation, verstärkt werden. Bei eingeschränkter Nierenfunktion (Dialysepatienten) empfiehlt sich die Überwachung der Therapie durch laufende Kontrolle der Serumkonzentrationen. Dosishöhe und Dosierungsintervall sollten sich dann nach den aktuellen Serumspiegeln richten. Allergische Nebenwirkungen der Aminoglykosid-Antibiotika sind relativ selten.

Lincomycine

Lincomycin und Clindamycin

Lincomycin und Clindamycin (= 7-Chloro-7-desoxylincomycin) wirken vornehmlich auf grampositive Erreger (Streptokokken und Staphylokokken) sowie Bacteroides-Keime. Das Wirkungsspektrum ist etwa demjenigen des Erythromycins vergleichbar. Auch Gonokokken werden gut erfaßt. Hauptindikationsbereich von Lincomycin und Clindamycin ist derzeit die Behandlung der Osteomyelitis sowie der Sinusitis im Kindesalter. Clindamycin ist darüber hinaus besonders bei Infektionen mit anaeroben Keimen (z. B. Bacteroides) geeignet.

Nebenwirkungen der Lincomycin-Antibiotika

Nebenwirkungen dieser Substanzgruppe sind meist auf den Intestinaltrakt beschränkt. Es können voluminöse, weiche Stühle mit Diarrhöen, Nausea und Flatulenz auftreten. Vereinzelt werden reversible Neutropenien, Leukopenien und Bilirubinanstieg beobachtet. In weniger als 3% der Behandlungsfälle tritt ein transitorischer Rash auf. Sehr selten sind Störungen des Blutbildes. Gelegentlich werden im Anschluß an anhaltend starke Diarrhöen akute Enterokolitiden beobachtet, die in seltenen Fällen einen tödlichen Verlauf nehmen können. In derartigen Fällen muß das Lincomycin-Antibiotikum abgesetzt werden. Nicht selten wird Clostridium difficile als Verursacher im Stuhl nachgewiesen. Bei Nichtsistieren von Durchfällen ist die Gabe von Vancomycin als Antidot zu dem von Clostridium difficile produzierten Toxin indiziert.

Fosfomycin

Fosfomycin ist ein Antibiotikum aus Streptomyces-Arten, das ähnlich wie die Penicilline in die Zellwandsynthese der Bakterien eingreift. Es ist im gramnegativen Bereich gegen E. coli, Citrobacter, Klebsiella, Enterobacter, Serratia, Proteus mirabilis und vulgaris, Pseudomonas und Haemophilus influenzae und im grampositiven Bereich gegen Staphylococcus aureus, Enterokokken und Streptokokken wirksam.

Eine Plasmid-bedingte Resistenzausbreitung gegen Fosfomycin konnte bisher nicht beobachtet werden. Dies erscheint besonders wichtig im Hinblick auf die Therapie nosokomialer Infektionen.

Fosfomycin penetriert als besonders kleines Molekül gut in Gewebe und Körperflüssigkeiten (Knochen, Muskeln, Lungen, Liquor cerebrospinalis, Urin, Wundsekret).

Es ist u. a. ein Alternativpräparat bei β-Lactam-Unverträglichkeit und eignet sich bei schweren bakteriellen Infektionen (Sepsis, Meningitis, Osteomyelitis) zur Therapie als Kombinationspartner mit Breitspektrum-Penicillinen (Piperacillin, Mezlocillin) oder Cephalosporinen (Cefazolin, Cefotaxim), insbesondere auch als Alternative anstelle der Aminoglykoside.

Fosfomycin

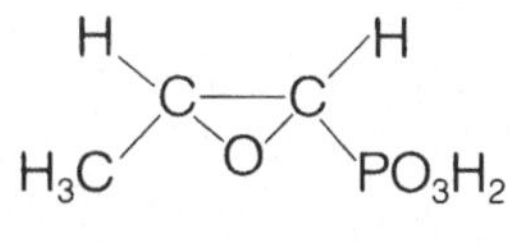

H, H, C, C, O, H_3C, PO_3H_2

Nebenwirkungen von Fosfomycin

Es ist gut verträglich und zeigt weder nephro- noch ototoxische Effekte.

In seltenen Fällen können auftreten: Exantheme, Erbrechen, Appetitlosigkeit, Diarrhöe, Phlebitis, Geschmacksirritationen, passagere Erhöhung der alkalischen Phosphatase, der GOT und GPT, Dyspnoe, Kopfschmerzen.

Wegen der hohen Natriumzufuhr werden Kontrollen des Elektrolythaushaltes empfohlen.

Sulfonamide und Sulfonamid-Trimethoprim-Kombinationen

Sulfonamide

Sulfonamide haben als Monotherapeutika nur noch eine untergeordnete Bedeutung. Das Wirkungsspektrum erfaßt grampositive und einige gramnegative Bakterien, besonders Streptokokken, Meningokokken, Pneumokokken, Shigellen, Aktinomyceten und Klebsiellen.

Co-trimoxazol

Co-trimoxazol ist die Kombination des Folsäureantagonisten Trimethoprim mit dem Sulfonamid Sulfamethoxazol. Beide Substanzen weisen in Kombination einen synergistischen Effekt auf, wobei das Mischungsverhältnis 1 Teil Trimethoprim und 5 Teile Sulfamethoxazol beträgt. Im Körper resultiert nach der Absorption das optimale Wirkverhältnis von 1:20. Die synergistische Wirkung beider Substanzen wird durch den unterschiedlichen Angriffspunkt im Bakterienstoffwechsel erklärt. Co-trimoxazol wirkt gegen zahlreiche pathogene Erreger außer Enterokokken, Clostridien, Treponemen, Pseudomonas aeruginosa, Mykobakterium tuberculosis, Pilze und Viren. Allerdings sind nur 65% der Streptokokken empfindlich. Gut ist die Wirkung gegen Shigellen. Nach oraler Gabe werden bei nahezu vollständiger Absorption von Trimethoprim hohe Gewebespiegel, insbesondere in den Lungen und Nieren, erreicht.

Die Kombination eignet sich zur Initial- und Nachbehandlung von Infektionen der Harnwege, von akuten und chronischen Bronchitiden sowie Wund- und Gallenweginfektionen. Bei Shigellen-Ruhr, Typhus und Paratyphus ist die Kombination ebenfalls anwendbar.

Nebenwirkungen der Sulfonamid-Trimethoprim-Kombinationen

Kontraindikationen sind Sulfonamid-Allergie, akute Hepatitis und schwere Leberschäden, Blutdyskrasien sowie Schwangerschaft und 1. Lebensmonat. Bei einer Langzeittherapie sind regelmäßige Kontrollen des Blutbildes einschließlich der Bestimmung der Thrombozyten zu empfehlen. Die Toxizität von Trimethoprim beim Menschen ist gering. Magenbeschwerden (Übelkeit) sind selten. Allergische Reaktionen durch Sulfonamide kommen selten vor.

Standardisierung der Resistenzbestimmung

G. Linzenmeier

Wenn man heute nach bald 30 Jahren die Vorgeschichte zum Problem der Standardisierung von Resistenzbestimmungen verfolgt und die ersten Arbeiten darüber im Ausland wie in der Bundesrepublik nachliest, kann man fast nostalgisch werden.

1953 war Dimmling (5) in einem Artikel »Eignen sich Testblättchen-Bestecke zur Empfindlichkeitsbestimmung von Bakterien gegenüber antibiotischen und chemotherapeutischen Substanzen durch den Nichtbakteriologen?« der Meinung, daß eine Standardisierung unbedingt nötig ist, ähnlich wie weitere Arbeiten der damaligen Zeit (1, 2, 3, 8). War es doch vor allem die subjektiv verständliche überstarke Beschickung mancher Testblättchen nach Entwicklung neuer Antibiotika, die dem damals bekannten Penicillin, Streptomycin, Chloramphenicol und Tetracyclin folgten. So kamen nach den Untersuchungsergebnissen von Branch in den USA (2), von Chabbert in Paris (3) und vor allem von Hans Ericsson in Schweden (6) verschiedene Wissenschaftler zu Symposien zusammen, die letztlich zum Bericht der WHO Nr. 210 (18) führten. Gemäß diesen »Rahmenrichtlinien« sollten in den verschiedenen Ländern eigene Kommissionen die Einzelheiten besprechen und lokal die Schwierigkeiten überwinden, die sich aus den verschiedenen Testmethoden ergaben. In Deutschland wurde gemäß einem Beschluß der Vorstandssitzung der DGHM vom 14. 10. 1961 eine Kommission unter Leitung von Herrn Liebermeister mit den Herren Knothe, Knöll, Linzenmeier und Dimmling gebildet. Hier gab es bemerkenswerterweise die ersten Anlaufschwierigkeiten, da auf einem Symposium über die Resistenzbestimmung in Düsseldorf anläßlich der Tagung der DGHM im Mai 1961 sich eine Kontroverse zwischen der vom Schriftführer Herrmann vertretenen und der von Ericsson beschriebenen moderneren Methode ergab. Insbesondere wandte sich Herr Naumann (11a) gegen die These von Herrmann, eine Standardisierung sei nicht realisierbar, sondern es sei eher eine »Angleichung« zu erstreben. Daher benannte die DGHM den Ausschuß »Angleichungsbemühungen«. Naumann hat seinerzeit ein Programm über die Resistenzbestimmung vorgelegt (11a), das in seinen

Grundzügen heute noch gültig ist, ungeachtet aller Verfeinerungen in der Zwischenzeit (11b, 12).

1. Einheitliche Festlegung und von allen Bakteriologen angenommene Anerkennung der unter therapeutischen Bedingungen bei verschiedenen Dosierungen erreichbaren Antibiotika-Konzentrationen in vivo.
2. Festlegung eines geeigneten Diffusionstestes, um die routinemäßige Durchführung eines Reihenverdünnungstestes zu vermeiden, der sicherlich nur wenigen Laboratorien möglich war.
3. Festlegung der – wie er damals sagte – Kalibrierung, wir sprechen heute von Beschickung, der Testblättchen.
4. Einheitliche Interpretation des quantitativen chemotherapeutischen Laboratoriumstestes, wobei die in vivo realisierbaren Wirkstoffkonzentrationen als Maßstab dienen müssen für die Wertbemessung der Erregerempfindlichkeit. Danach sollte der Kliniker auch seine Dosierung einrichten können.

Mit dem gleichen Ziel hatte sich etwas später ein vom Bundesverband der Pharmazeutischen Industrie aus den Laborärzten inaugurierter Ausschuß ebenfalls mit diesen Fragen befaßt. Bis 1965 waren die Richtlinien unter Leitung von Herrn Liebermeister soweit erarbeitet, daß sie zur Kritik vorgelegt werden konnten. Da leider international von seiten des WHO-Ausschusses nichts mehr erfolgte, trotz einiger Vorträge dazu auf dem 2. Internationalen Symposium für Chemotherapie 1961 in Neapel, beschloß man 1967/68, auf der Basis der erarbeiteten Richtlinien mit dem Deutschen Institut für Normung zusammenzuarbeiten, speziell mit dem Normenausschuß für Medizin (NAMed) unter Leitung des leider kürzlich verstorbenen Kollegen Orth. Inzwischen war nach dem ersten Entwurf für eine Standardisierung von Ericsson (6) 1971 eine Gemeinschaftsstudie mit Sherris (7) in Schweden veröffentlicht worden.

1968 wurde der Ausschuß C 5 im Fachnormenausschuß Medizin gebildet, der als ersten Punkt eine Liste der regelmäßigen oder zusätzlich in der Resistenzprüfung aufzunehmenden Präparate vorbereiten sollte, als zweiten Punkt, und das war wohl der wichtigste, Beschickungsdosis, Papiersorte und Größe der Testblättchen festzulegen, was sich in der Reihenfolge der heute veröffentlichten DIN-Blätter niederschlägt. Inwieweit die strengen Regeln der DIN und die für bakteriologische Tätigkeit gebotenen Empfehlungen konkurrierten, wurde damals schon diskutiert.

Der Ausschuß vergrößerte sich um Mitglieder aus der DGHM, aus dem Kreis der Laborärzte, des Bundesverbandes der Pharmazeutischen Industrie und um diejenigen Herren einiger pharmazeutischer Firmen, die die Bereitschaft zur Mitarbeit erklärt hatten. Dies war keineswegs bei allen der Fall. Nach einer Vorbesprechung am 9. 10. 1968 bei Herrn Orth in Gießen war die erste Ausschußsitzung C 5 der DIN in Essen 1968.

Seit dieser Zeit sind in anderen Ländern, so in den USA, die FDA-Vorschriften sowie die NCCLS-Standards (16) erschienen, die Bemühungen in der Schweiz wurden von Herrn Lebek (9) geschildert, ebenso gibt es solche in der DDR (14). Ein Zwischenbericht unserer Arbeit wurde 1978 veröffentlicht, der von mir als Obmann des Ausschusses auf dem Kongreß der DGHM in Lübeck 1977 vorgetragen worden war (10).

Nach vielen und heißen Diskussionen sind die Normen von 1979 bis 1981 als DIN 58940 (15) in der DIN-eigenen, nicht immer leicht verständlichen Sprache erschienen. Sie sollten zunächst die Möglichkeit geben, die eigenen Methoden daran zu messen, wurden aber auch schon durch eine Studiengruppe der Paul-Ehrlich-Gesellschaft unter Leitung von Herrn Wiedemann (17) bundesweit erprobt.

Der entscheidende Faktor für eine in vitro-Testung muß das Wachstumsverhältnis Bakterium/Chemotherapeutikum sein, das nur unter statischem, aber stabilisiertem Verhältnis beobachtet wird, so daß die Testung Erfolg oder Mißerfolg einer Therapie nur begleitet, aber nicht so leitet, wie manche sich das gerne vorstellen möchten. Die Standardisierung kann den therapeutischen Entschluß des Arztes, der von vielen anderen Faktoren noch bestimmt werden muß, nur fördern, nicht festlegen. Vielmehr soll sie bestimmen, welche Nährböden verwendet, welche Testblättchen aufgelegt werden, in welcher Form Verdünnungsreihen anzusetzen sind.

Eine wesentliche Problematik ergab sich bei der Wahl der Nährmedien, worauf Domagk seinerzeit durch den Zusatz von Blut hingewiesen hatte. Auch die Arbeiten der Frankfurter Gruppe Stille, Heim und Shah, die mit Körpersäften zu anderen Ergebnissen als mit Nährmedien kommen, sind für die Praxis kaum nachvollziehbar. Ein weiteres Problem stellt die Größe der Einsaat dar, die eine außerordentliche Rolle spielt, aber einen gewissen Zusammenhang haben sollte mit den Keimzahlen, die wir bei Infektionen im Blut oder Gewebe anzutreffen pflegen. Hier unterschieden sich die europäischen Methoden nach dem Vorschlag von Chabbert (3) wesentlich von der in den USA üblichen Kirby-Bauer-Technik (1), auch der NCCLS-Technik (16), wo sehr starke Einsaaten verwendet werden, so daß trotz ähnlicher oder gleicher Blättchen-Beschickung wie in der DIN die Hemmhofdurchmesser von ganz anderen Größenverhältnissen ausgehen und *nicht* verglichen werden können.

Am bedeutsamsten aber sind wohl die Unterschiede in den verschiedenen Ländern im Hinblick auf die kritischen Konzentrationen oder die »break points«. Sie hängen letztlich davon ab, welche Dosierungen üblich sind, wie groß die Zahl der täglichen Gaben ist und welche Spiegel sich davon im Blut und Gewebe ableiten lassen. Alle technischen Raffinessen, um Gewebespiegel, interstitielle Spiegel zu erfassen, auch die Formeln der Pharmakokinetiker können nicht darüber hinwegtäuschen, daß man sich hier erst am Beginn der Forschung derjenigen Verhältnisse befindet, die nach der Konzentration des Antibiotikums am Infektionsort fragt.

Die DIN-Arbeitsgruppe hat sich im wesentlichen auf die Arbeiten von Naumann (11 und 12), basierend auf Ericssons Vorstellungen (6, 7), berufen. Die sogenannte $\tau/2$-Theorie ist keineswegs die beste Lösung, aber eine bessere ist bisher nicht bekannt geworden. Sie besagt, daß im Gewebe etwa jene Spiegel sicher und auch lange genug für eine »antibakterielle« Wirkung erreicht werden, die etwa dem mittleren Blutspiegel in der Mitte eines Applikationsintervalls entsprechen. Es wird meistens vergessen, daß z. B. für eine bakterizide Wirkung mindestens eine Stunde Einwirkung des betreffenden Spiegels bei grampositiven, bei gramnegativen Keimen oft zwei bis drei Stunden nötig sind.

Im Rahmen der Standardisierung kann nicht auf die Diskrepanzen zwischen der in vitro-Testung und dem klinischen Erfolg oder Mißerfolg eingegangen werden, worauf man als Bakteriologe hinweisen muß, ohne dies als »Entschuldigung« unbedingt geltend zu machen. Wir wissen aus zahlreichen Arbeiten, daß, zwar nicht individuell, aber statistisch gesehen, die sogenannte gezielte Chemotherapie, d. h. die nach dem Antibiogramm ausgerichtete, zu besseren Erfolgen führt. Davon unabhängig ist die Indikation für gewisse Antibiotika in dringenden Fällen für voraussichtlich zu erwartende Keimgruppen.

Im einzelnen sollen die verschiedenen Teile der DIN kurz besprochen werden.

Der *Teil 1* der DIN 58940, seit Oktober 1979 veröffentlicht, enthält die Definitionen, insbesondere die Begriffsbestimmungen von Empfindlichkeit und Resistenz, von der minimalen Hemmkonzentration und ähnlicher Einzelheiten, wie sie in DIN-Normen üblich sind.

Im *Teil 2* wird auf die *Herstellung* und *Qualitätskontrolle* der Wirkstoffträger, im wesentlichen der Papierblättchen, hingewiesen. Verfallzeiten und Beschickungsmengen mit entsprechender Deklaration waren immer in der Diskussion. Leider besteht weder national noch international Einigkeit über die Kurzzeichen, die mit einem, zwei oder inzwischen drei Buchstaben dem Blättchen aufgedruckt werden sollen.

Zum Teil 2 gehört ein *Beiblatt 1*. Diese besondere Form der DIN für Empfehlungen zeigt auf, wie am Beispiel des Ampicillins der Wirkstoffgehalt der Blättchen kontrolliert werden soll. (Dieses Beiblatt befolgt Erfahrungen bei der Erarbeitung der Europäischen Pharmakopöe).

Die Teile 3 und 4 gehen vom Konzept der *repräsentativen Testung* chemisch verwandter Substanzen aus, den sogenannten »class disks«, wie man das in den USA zu nennen pflegt.

Der *Teil 3* befaßt sich mit dem »Agardiffusionstest«. Er hat mehr den Charakter von Rahmenrichtlinien, so daß z. B. von der Arbeitsgruppe der PEG (17) noch weitergehende Einzelheiten festgelegt werden mußten, um eine Einheitlichkeit in größeren Bereichen zu erzielen. Wichtig ist die Menge der Blättchenbeschickung, die im *Beiblatt 1* aufgeführt ist. Mittels Regressionsanalysen werden die Hemmhofdurchmesser für die Bewertungsstufen »empfindlich«, »mäßig empfindlich« und »resistent« als Empfehlungen angegeben. Sie sind wesentlich kritischer oder strenger im Vergleich zu den Hemmhofgrößen der NCCLS (16), auch aus den oben angegebenen Gründen der zwar dichten, aber nicht konfluierenden Bildung von Kolonien mit einer mäßig starken Einsaat.

Als Nährmedium wurde, dem internationalen Trend folgend, das zwar gut definierte, aber schwer einheitlich herstellbare Mueller-Hinton-Nährmedium empfohlen, das inzwischen durch Zusatz von Kalzium- und Magnesiumionen verändert wurde. Persönlich bevorzuge ich auch aus Vergleichsgründen über die Jahre hin das DST-Medium von Oxoid.

Der *Teil 4* kümmert sich um die *Bewertungsstufen* der minimalen Hemmkonzentration (MHK) im Hinblick auf die entscheidenden break points. Diese sind inzwischen in einer holländischen Arbeit (4) und in einer neueren schwedischen Studie (13) entsprechend »streng«.

Neuerdings wird von der Bedeutung einer antibakteriellen Wirkung mit suboptimalen Antibiotikakonzentrationen gesprochen, so daß noch eine weitere Empfindlichkeitsstufe oberhalb der jetzigen resistenten erstrebt wird. Dies ist sicher abzulehnen, da der Patient, der der Antibiotika-Therapie am meisten bedarf, in der Regel jener »compromised host« ist, d. h. der immunsupprimierte Patient, dem alle Abwehrfähigkeiten fehlen; er braucht die Chemotherapie dringend, die zudem ohne humorale und zelluläre Abwehr außerordentlich schwierig ist. Daher lehnen wir eine solche Aufweichung der Bewertungskriterien mit höheren in vivo angeblich noch erreichbaren Wirkstoffspiegeln (suboptimale Konzentrationen) ab.

Das Beiblatt 2, das noch nicht endgültig abgeschlossen ist, befaßt sich mit dem Thema der Bewertungsstufen der MHK im Hinblick auf eine durchschnittliche übliche oder hohe Tagesdosierung. Es war etwas mühsam, die richtigen Angaben zu bekommen, am schwierigsten ist es bei den Cephalosporinen, wo man sich vielfach unnötig hoher Werte als break points bedient, die in der Regel in vivo nicht erreichbar sind. Wir glauben aber auch außerhalb der Repräsentativtestung die neueren Substanzen soweit erfaßt zu haben, als sie sich bereits im Handel befinden und bewährt haben.

Als Teil 5 oder 6, 1979 bereits veröffentlicht, erscheinen die Methoden zur Empfindlichkeitsprüfung bakterieller Krankheitserreger nach der Bouillon- bzw. Agarverdünnungsmethode. Sie sind auf der Basis dessen abgefaßt, was in den Arbeiten von Ericsson und Sherris bekannt gegeben wurde (7). Trotz der wesentlich einfacheren Standardisierung sind Reihenverdünnungsteste keineswegs frei von vielen möglichen Laborfehlerquellen, die sich im Rahmen der Hemmhofteste durch weitere Faktoren steigern. Man muß sich darüber im klaren sein, daß die gegenseitige Beziehung eines variablen mit einem noch variableren Parameter sicher eine Schwierigkeit ist, wenn man Regressionsanalysen durchführt.

Welche Ziele sollten Standardisierungsvorschriften auf die bakteriologische Praxis und auf die Herstellung von verschiedenen zur Testung benötigten Reagenzien erstreben?

1. Die Festlegung der „break points" führt bei der Herstellung von Sätzen für Automaten oder Halbautomaten in Reihenverdünnungstesten wie im Blättchentest dazu, daß sich erfreulicherweise jetzt schon eine Reihe von Firmen bei der Ausbietung international bekannter Produkte an die in Deutschland üblichen Regeln halten.

2. Wichtigster Punkt der ursprünglichen Intention der DIN 58940 ist die Einhaltung der vorgegebenen Beschickungsmenge der Testblättchen oder sonstiger Wirkstoffträger. Wird doch zur Zeit versucht, bei einer Reihe neuerer Betalactam-Antibiotika, insbesondere Cephalosporine, auch neuerer Aminoglykoside mit überhöhten Beschickungsmengen zu arbeiten.

3. Die Standardisierung wird während der Entwicklung neuer Präparate helfen, bei der Ausbietung dieser Produkte wesentliche Anhalte dafür zu geben, was die Hersteller an Daten erarbeiten sollten außer den Vorlagen beim Bundesgesundheitsamt, um ein in den Handel gebrachtes Präparat in der richtigen Weise testen zu können. Dies geschieht entweder zusätzlich oder im Rahmen der Repräsentativ-Testung. Nicht alle Präparate, insbesondere Kombinationen, sind in der DIN 58940 aufgeführt.

4. Standardisierte Methoden vereinfachen Angaben in der Literatur, erlauben Vergleichsuntersuchungen innerhalb der Institute über längere Zeiträume, aber auch außerhalb bei Ringversuchen oder Studien wie die von Herrn Wiedemann. Leider hat sich hier gezeigt, daß trotz aller Bemühungen noch genügend Fehler offensichtlich vorhanden sein müssen, um diese Ergebnisse zu vergleichen, so daß Gedanken an Fehlerminimierungsmethoden sicher erlaubt sind, wenn diese sich auch nur auf ein Gebiet beziehen.

5. Natürlich ist zu erstreben, daß die Standardisierung auch die Qualitätskontrolle erleichtert, sei es bei der Beschickung der Testblättchen, sei es bei Ringversuchen, um große Ausreißer und fahrlässige oder widersinnige Testungen zu vermeiden.

Diese Übersicht sollte aufzeigen, welch umfangreiche Arbeit geleistet wurde und was noch zu tun bleibt, um die vom bakteriologischen Labor außerordentlich häufig verlangten Testmethoden zur antibakteriellen Chemotherapie auf ein gutes Niveau zu bringen.

Literatur

1. *Bauer, A. W., D. M. Perry and W. M. M. Kirby:* »Single-disk antibiotic-sensitivity testing of staphylococci«. Arch. Intern. Med. *104* (1959) 208–216.
2. *Branch, A.:* »International Integration of Antibiotic Sensitivity Test«: Antimicrobial Ag. Chemother. (1962) 867–874.

3. *Chabbert, Y. A.:* »Détermination de la Sensibilité des Bactéries aux Antibiotiques et aux Sulfamides«; aus: Extrait du Traité de Biologie Appliquée Tome II, Librairie Maloine S. A. Paris, 1963.
4. *Degener, J. E., I. P. Thonurs and M. F. Michel:* »The Antimicrobial Susceptibility Test: A Comparison of the Results of Four Methods«. J. Appl. Bact. *50* (1981) 505-517.
5. *Dimmling, Th.:* »Eignen sich Testblättchenbestecke zur Empfindlichkeitsbestimmung von Bakterien gegenüber antibiotischen und chemotherapeutischen Substanzen durch den Nichtbakteriologien?« Ärztl. Wschr. *8* (1953) 633.
6. *Ericsson, H.:* »Standardization of Methods for Conducting Microbic Sensitivity Tests«. Preliminary Report of a Working Group of the International Collaborative Study Sponsored by the World Health Organization. Karolinska Sjukhuset, Stockholm, 1964.
7. *Ericsson, H. M. and J. C. Sherris:* »Antibiotic Sensitivity Testing«. Acta Path. et Microbiol. Sec. *B* (1971) Suppl. 217.
8. *Klein, P.:* »Über die Diffusionsgeschwindigkeit des Penicillins im Agar und ihre Interferenz mit der Latenzzeit des Inoculums bei der Resistenzprüfung«. Zbl. Bakt. I. Orig. *159* (1953) 301-308.
9. *Lebek, G.:* »Zur Standardisierung der Resistenzbestimmung bakterieller Mirkoorganismen gegen Antibiotika und Chemotherapeutika«. Schweiz. med. Wschr. *100* (1970) 1342-1344.
10. *Linzenmeier, G.:* »Bericht des Ausschusses über die Standardisierung der Resistenzbestimmung und Stellungnahme zur DIN 58 940«. Ärztl. Lab. *24* (1978) 53.

11a. *Naumann, P.:* »Zum gegenwärtigen Stand der mikrobiologischen Resistenzbestimmung«. Zbl. Bakt. I. Orig. *184* (1962) 392-400.

11b. *Naumann, P.:* »Antibiotika-Blutspiegel und Resistenzbestimmung«. Antibiotica et Chemother. Fortschr. *10* (1962) 1-93.

12. *Naumann, P., H. Rosin und H.-J. Hagedorn:* »Fortschritte auf dem Gebiet der Antibiotika«. Dtsch. Ärzteblatt *78* (1981) 1449-1456.
13. *Swedish Reference Group for Antibiotics:* »A Revised System for Antibiotic Sensitivity Testing«. Scand. J. Infect. Dis. *13* (1981) 148-152.
14. Witte, W., R. Reissbrodt und H. Rische, S. Ortel und R. Patsch, S. Rackow: Vorschlag zum Arzneibuch der DDR, 2. Ausg. Zbl. Pharm. *119* (1980) 1401-1408.
15. *»Methoden zur Empfindlichkeitsprüfung von bakteriellen Krankheitserregern (außer Mykobakterien) gegen Chemotherapeutika«* DIN 58 940 Teil 1-6. Beuth Verlag GmbH, Berlin 30, 1979-1981.
16. *»Performance Standards for Antimicrobic Disc Susceptibility Tests«, 2. Ed.* National Commitee for Clinical Laboratory Standards, Villanova, PA 19085, Lancaster Avenue 771 E (1979).
17. *»Empfindlichkeit klinischer Isolate einiger Enterobacteriaceae sowie von Pseudomonas aeruginosa, Staphylococcus aureus und Streptococcus faecalis gegenüber Chemotherapeutika. Arbeitsgemeinschaft »Resistenz«. Infection 6* (1978) 35-44.
18. *»Standardization of Methods for Conducting Microbic Sensitivity Tests«.* Wld. Hlth. Org. techn. Rep. Ser. *210* (1961) 3-24.

Vorkommen und Bedeutung von R-Plasmiden

G. Lebek

Bakterieneigenschaften werden einerseits durch 3000 bis 5000 Gene im Bakterienchromosom (1), andererseits noch durch bis zu 500 Gene in außerchromosomalen genetischen Elementen (2), den Plasmiden, kontrolliert. Erstere stellen die artspezifischen und unmittelbar für den Lebenszyklus und Stoffwechsel notwendigen Funktionen der Bakterien sicher. Letztere garantieren die Anpassungsfähigkeit an besondere Umgebungssituationen und darüber hinaus die evolutionäre Flexibilität der Keime. Je nach Anpassungsbedürfnissen kann sich dieser Genpool erweitern oder vermindern. Auch R-Plasmiden kommt diese Aufgabe zu. Sie verändern deshalb über die Antibiotikaresistenz hinaus manche Eigenschaften der Keime. Ihre Selektion führt deshalb nicht nur zur Ausbreitung von Resistenzeigenschaften. Aufgrund der Keimanpassung an das Krankenhausmilieu mit seinen Hygiene-Mängeln und immunologischen Gegebenheiten seiner Insassen kann sich sogar die Erregerqualität plasmidtragender Bakterien erhöhen.

Plasmide sind zusätzliche, aus doppelsträngiger DNS bestehende, genetische Elemente unterschiedlicher Größe. Man kann sie in folgende Kategorien einteilen:

1. Große *konjugative Plasmide* mit der Fähigkeit, innerhalb der Familie der Enterobacteriaceae und darüber hinaus von einer Bakterienzelle zu einer anderen durch Kontakt mit Hilfe von Protein-Anhangsgebilden, den sog. Sexualpili, überzuwechseln (Abb. 1). Sie befinden sich nur in 1–3 Kopien in einer Bakterienzelle (3).

2. Kleinere *nichtkonjugative Plasmide* mit phänotypisch erkennbaren Genen. Sie können durch Transformation (Abb. 2) auf verwandtschaftlich nahestehende Keime, oder durch Transduktion (Abb. 3) auf Keime mit gleichem Phagenreceptor übertragen werden.

3. Sehr kleine *nichtkonjugative Plasmide* ohne erkennbare phänotypische Auswirkung (cryptische Plasmide). Sie kommen bis etwa zu einer Anzahl von 15 in fast allen Wildkeimen vor. Obwohl ihre Ge-

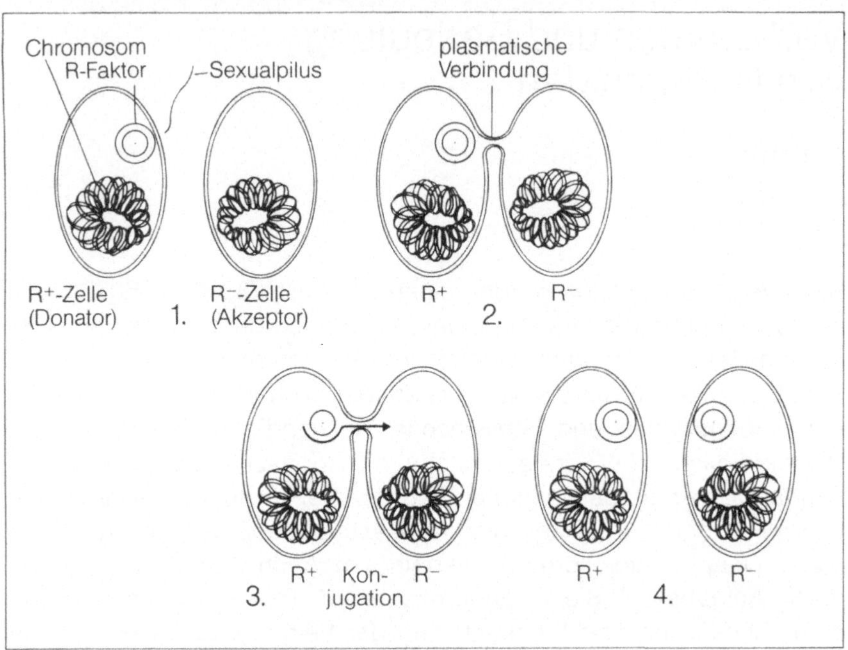

Abb. 1: R-Plasmidübertragung durch Konjugation.

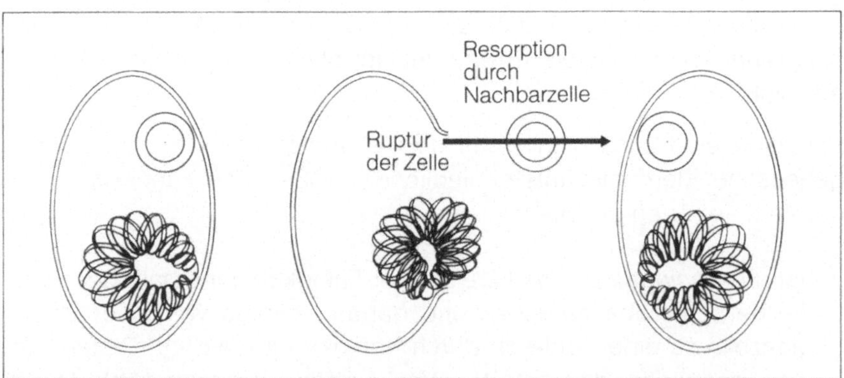

Abb. 2: R-Plasmidübertragung durch Transformation.

genwart im Wirtskeim nicht durch bestimmte Eigenschafts-Determinierung erkennbar ist, müssen sie wichtige, bisher noch unbekannte Wirkungen in den Keimen entfalten, denn sonst wäre ihr häufiges Vorkommen nicht erklärbar (Abb. 4). Sie können den Bakteriocintyp ihrer Wirtskeime verändern. Durch eine Hitzebehandlung der Keime lassen sie sich beseitigen, wodurch zugleich der konstante Bakteriocintyp in Erscheinung tritt (5) und die Generationszeit auf manchmal mehr als das Doppelte ansteigt (12).

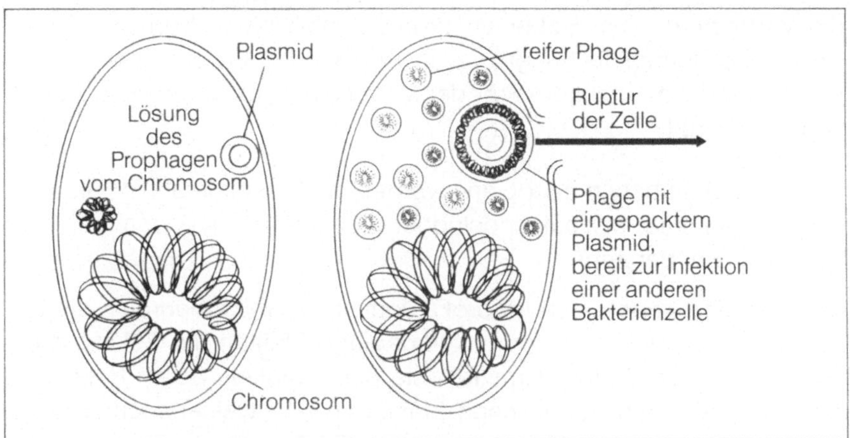

Abb. 3: R-Plasmidübertragung durch Transduktion.

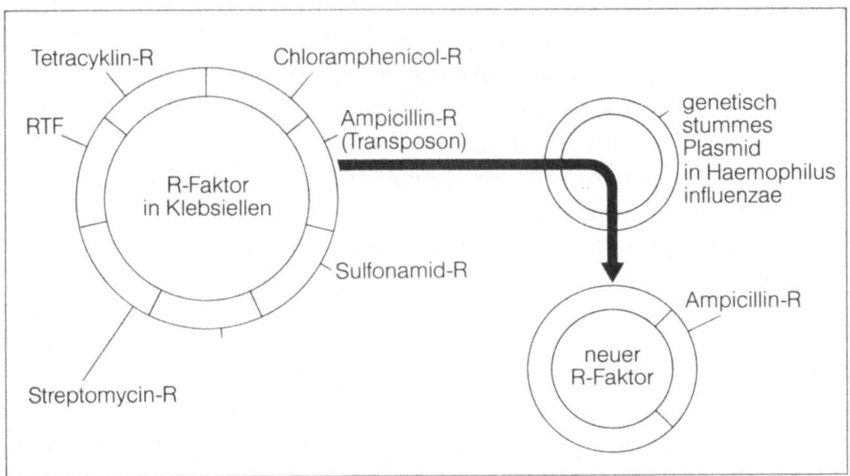

Abb. 4: Eingliederung des Ampicillin Transposons in ein fremdes Plasmid. Ein bisher stummes und unbekanntes Plasmid in Haemophilus influenzae-Keimen hat das Ampicillin Transposon für die Bildung von Penicillinase aus R-Faktoren von Klebsiellen aufgenommen. RTF = Resistance Transfer Factor (Genkomplex zur Steuerung der Konjugation).

Die unter 2 und 3 aufgeführten Plasmide kommen entweder in wenigen Kopien (stringend controlled) oder in zahlreichen Exemplaren (relaxed) (5) vor. Erstere haben ihren Reduplikationsort in der Cytoplasmamembran, letztere vermehren sich ohne besondere Lokalisation im Cytoplasma und lassen sich durch Proteinsynthese-hemmende Antibiotika amplifizieren (6), d. h. sie vermehren sich weiter, auch wenn die Vermehrung des Bakterienchromosoms sistiert. Von der Kopie-Anzahl der Plasmide hängt u.a. ihr mehr oder weniger passagerer Verbleib in den Nachkommen der Wirtskeime ab, wenn eine Selektion unterbleibt.

Je nach Gehalt bestimmter Gene werden die Plasmide als R-Faktoren oder R-Plasmide, als bakteriocinogene Faktoren, Hly-Plasmide, Ent-Plasmide u. a. benannt.

Die Plasmide haben sich im prokaryontischen Mikrobenreich als Ersatz für die sexuellen Rekombinationsmöglichkeiten der Eukaryonten entwickelt. Ihren Wirten vermitteln sie die Fähigkeit, durch Rekombination mit anderen genetischen Einheiten, z. B. Bakterienchromosomen, Phagen oder anderen Plasmiden, Ergänzungen in der genetischen Ausstattung vorzunehmen. Dies ist deshalb notwendig, weil die Bakterien sonst keine Möglichkeit haben, die durch Mutation im Verlauf ihrer Phylogenese unbrauchbar gewordenen DNS-Anteile abzustoßen und durch funktionsfähige zu ersetzen. Die Plasmide können somit ihren Genbestand erweitern, Gene abgeben oder selbst aus den Wirtskeimen ausscheiden. Letzteres geschieht dann, wenn sich das Bakterienchromosom schneller vermehrt als das Plasmid. Je nachdem werden entsprechend neue Eigenschaften hinzukommen oder bestehende verschwinden. Die Plasmide sind somit ein Instrumentarium der Bakterienwelt, ihre Eigenschaften der Umgebung anzupassen (2, 6).

Mit der Aufnahme von Genen für Enzyme bzw. Proteine, die einzelne Antibiotika inaktivieren oder ihre Diffusion ins Bakterieninnere hemmen, wurden sie zu R-Plasmiden. Ihre Wirtskeime konnten nun durch Antibiotika selektiert werden (Tab. 1). Dadurch hat sich die ursprünglich im Naturplan gegebene Aufgabe der Plasmide verändert. Waren plasmidisch codierte Eigenschaften früher nur in einzelnen Wirtskeimen innerhalb einer Population vorhanden, so breiteten sie sich nun unter dem Selektionsdruck der therapeutischen und außermedizinischen Antibiotika-Anwendung (z. B. als Futterantibiotikum bei der Aufzucht von Nutztieren) (7) in der ganzen Population aus. Hierdurch stieg die Wahrscheinlichkeit, daß unterschiedliche Plasmide in gleichen Wirtskeimen zusammentreffen, sich rekombinieren oder Gene gegenseitig austauschen. Daneben wirkt auch das Milieu Krankenhaus als Selektivum für plasmidtragende Keime. Obwohl noch nicht alle hierher gehörenden Mechanismen aufgeklärt sind, so sind doch schon einige, die Virulenz von Keimen verstärkende Genwirkungen

(8, 9) (Tab. 2) nachgewiesen. So ist es erklärlich, daß ein besonderer R-Faktor sich in mehreren Stämmen auch unterschiedlicher Species etablieren kann, wodurch sie zu nosokomialen Infektionserregern wurden (10). Deshalb wird es künftig nützlich sein, nicht nur die Erreger zu typisieren, sondern auch den R-Faktor zu klassifizieren (Tab. 3).

Vorkommend in	Konjugativ	Resistenzdeterminanten
Enterobacteriaceae	+ oder –	G, A, S, T, C, K, Su, Trim
Staphylokokken	–	P, T, C, S, K, E, Ol, Li
Pneumokokken	–	T, C, E, Linco
Enterokokken	– oder +	T, C, S, K
Streptokokken Gruppe A, B, C	–	T, C, S, K
Haemophilus influenzae	– oder +	A, T, C, K, Trim
Neisseria gonorrhoeae	– oder +	β-Lactamase-empfindliche Penicilline
B. subtilis, pumilus u.a.	–	β-Lactamase-empfindliche Penicilline
Bacteroides-Spezies u.a.	– oder +	?
Campylobacter	– oder +	T, C, S, K, E

Zeichenerklärung:
G = Gentamicin (u.a. Aminoglykoside); A = Ampicillin; S = Streptomycin; T = Tetracyclin; C = Chloramphenicol; K = Kanamycin; Su = Sulfonamide; Trim = Trimethoprim; P = Penicillin; E = Erythromycin; Ol = Oleandomycin; Li = Lincomycin.

Tab. 1: Bisher beobachtete R-Plasmide.

Genexpression	Plasmid-Beispiel
Bacteriocin-Produktion	Col 1
Antibiotika-Produktion	SCP 1
Resistenz gegen Schwermetall-Ionen (Cd^{2+}, Hg^{2+})	R 6
Hexachlorophen-Resistenz	P-Plasmide
UV-Resistenz	Col 16, R 46
Serumresistenz	natürlich vorkommende R-Plasmide
Enterotoxin-Produktion	Ent
Virulenzfaktoren	Col V
Hämolysin- bzw. Kapsel-Antigene	Hly bzw. K 88 bzw. K 99
Schleimbildung, Restriktion u. Modifikation	in vielen natürlich vorkommenden Plasmiden

Tab. 2: Weitere durch Plasmide vermittelte Eigenschaften.

1. Einteilung mit Hilfe von MS_{2}-, If_{1}-, PRR_{1}- und IKe-Phagen in E. coli K_{12} unter Beachtung des HFRT-Status der R-Faktoren

Hierdurch identifiziert als: fi^{+}-Gruppe
fi^{-}-Gruppe, I-Pili/andere Pili
P-Plasmid
N-Plasmid

2. Feststellung der Inkompatibilitätsgruppen

a) innerhalb der fi^{+}-Gruppe (bisher 6) in E. coli K_{12}
b) innerhalb der fi^{-}-Gruppe mit I-Pilus (bisher 4) in E. coli K_{12}
c) innerhalb der fi^{-}-Gruppe mit anderem Pilus (bisher 17)
d) innerhalb der P-Plasmide (bisher 8) in Pseudomonas aeruginosa

Tab. 3: Klassifizierung von R-Faktoren in 2 Schritten.

Die Verbreitung von R-Plasmiden hat schon einen großen Umfang angenommen (Tab. 4) (11). Mit Hilfe besonderer Kopplungssequenzen, den sogenannten Insertionssequenzen (IS-Elemente), können sie Gene in Transposons umwandeln, die sich leicht unter Umgehung der sonst komplizierten Rekombinationsmechanismen mit neuen Genstrukturen verbinden (6). Da eine Reihe von Resistenzdeterminanten in Plasmiden als Transposons vorkommen, (Tab. 5), können R-Plasmide in neuen Keimspecies durch Verbindung mit kryptischen Plasmiden entstehen (Abb. 5). Bei gleichbleibendem Selektionsdruck steht zu erwarten, daß diese Entwicklung anhält. Es ist deshalb höchste Zeit, sich Gedanken darüber zu machen, die geschilderten biologischen Vorgänge im Bakterienreich einzuschränken.

Spezies	Anzahl der geprüften Stämme	Anzahl von R-faktortragenden Stämmen	%
Salmonella	348	74	21,0
Shigella	37	32	86,5
Enteritis coli	183	124	67,7
E. coli	840	529	63,0
Klebsiella	349	145	41,5
Aerobacter	152	63	41,4
Proteus	330	87	26,4
Total	2239	1054	47,1

Tab. 4: Verbreitung von R-Faktoren bei Enterobacteriaceae-Stämmen von Patienten.

Transposon	Ursprungs-Plasmid	Resistenzeigenschaften gegen
TN_1	RP4	β-Lactam-Antibiotika
TN_2	RSF 1030	β-Lactam-Antibiotika
TN_2	R1	β-Lactam-Antibiotika
TN_4	R1	β-Lactam-Antibiotika, Sulfonamide, Streptomycin (Adenyltransferase)
TN_5	JR67	Neomycin, Kanamycin (Phosphotransferase)
TN_6	JR72	Neomycin, Kanamycin (Phosphotransferase)
TN_7	R483	Trimethoprim, Streptomycin („Permeabilität")
TN_9	pSM14	Chloramphenicol (1S1)
TN_{10}	R100	Tetracyclin (1S3)
TN_{402}	R751	Trimethoprim
TN_{501}	pVSt	Quecksilber-Ionen
TN_{601}	R6W	Neomycin, Kanamycin (Phosphotransferase)
TAβ	R938	β-Lactam-Antibiotika, Streptomycin (Phosphotransferase)

IS_1 – IS_7 = Insertionselemente

Tab. 5: Transposable Resistenz-Elemente.

Diesem Ziel dient ein sparsamerer Einsatz der Antibiotika unter Vermeidung unnötiger Antibiotikagaben (z. B. bei Virusinfekten oder in der Prophylaxe und bei außermedizinischen Anwendungen). Weiterhin sollten solche Antibiotika bevorzugt angewendet werden, welche Plasmide nicht selektieren. Hierzu gehört auch das Fosfomycin, gegen das bei umfangreicher Anwendung bisher noch keine plasmidische Resistenzentwicklung beobachtet wurde. Die bisher aufgetretenen Resistenzeigenschaften bei Krankheitserregern gegen dieses Mittel ließen sich als das Ergebnis chromosomaler Mutation nachweisen. Diese Resistenzentwicklung hat bei weitem nicht den Stellenwert einer plasmidischen, da Mutationen die Keime in ihrer Erregernatur degradieren (12). Außerdem ist die Mutations-Resistenz nicht wie plasmidische Eigenschaften auf andere Keimpopulationen übertragbar.

Bei unseren Untersuchungen war es nicht möglich, eine in vitro selektierte Fosfomycinresistenz auf andere Keime zu übertragen, oder die mutierten Gene in Plasmide zu transferieren (12). Wegen der bislang begrenzten Anwendungszeit dieses Antibiotikums sind natürlich zukünftige Entwicklungen in diese Richtung noch nicht völlig auszuschließen.

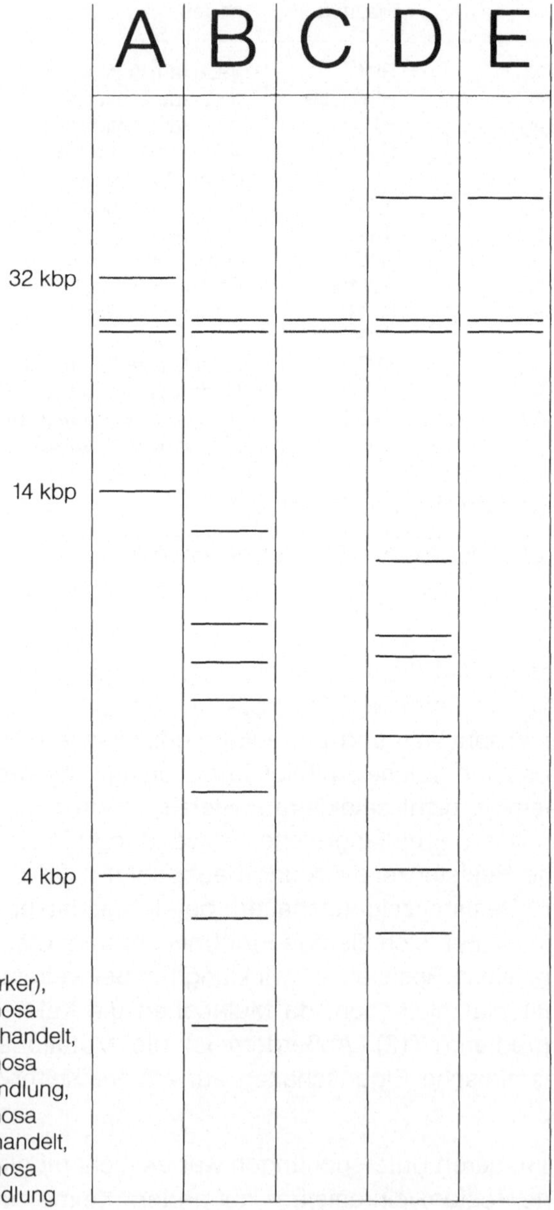

A B C D E

32 kbp

14 kbp

4 kbp

Legende:
A: M 46 (DNS-Größenmarker),
B: Pseudomonas aeruginosa 13748, Wildkeim, unbehandelt,
C: Pseudomonas aeruginosa 13748 nach Hitzebehandlung,
D: Pseudomonas aeruginosa 8497, Wildkeim, unbehandelt,
E: Pseudomonas aeruginosa 8497 nach Hitzebehandlung

Abb. 5: Beseitigung der nichtkonjugativen Plasmide (< 25 kbp) durch Erhitzungsverfahren.
**Chromosomale DNS.* *kbp = kilobasenpaare*

Zusammenfassung

Die große Bedeutung der Bakterienplasmide, insbesondere der R-Faktoren, ergibt sich aus ihrem Gehalt an Genen, welche die Anpassungsfähigkeit ihrer Wirtskeime an besondere Umgebungssituationen und darüber hinaus die evolutionäre Flexibilität sicherstellen. Sie haben außerdem die Aufgabe, den prokaryontischen Wirtskeimen die Fähigkeit zu vermitteln, ihre durch Mutationen unbrauchbar gewordene Erbsubstanz durch funktionsfähige zu ersetzen. Den Eukaryonten stehen hierzu die sexuellen Rekombinationsmöglichkeiten zur Verfügung. Die R-Faktoren haben deshalb über die Vermittlung von Resistenzeigenschaften hinaus Einfluß auf die Entwicklung nosokomialer Infektionen. Da ihre Verbreitung bereits ein großes Ausmaß angenommen hat, sollte ihre weitere Selektion bei Krankheitserregern eingeschränkt werden. Neben der Vermeidung unnötiger Antibiotikagaben in der Klinik und in außermedizinischen Bereichen sollten solche Antibiotika bevorzugt werden, die R-Plasmide nicht selektieren. Hierzu gehört Fosfomycin, welches trotz intensiver Verwendung bislang noch keine plasmidische Resistenzentwicklung zu erkennen gab. Auch eigene Untersuchungen sprechen dafür, daß noch keine plasmidische Fosfomycin-Resistenz aufgetreten ist. Allerdings ist die Anwendungszeit noch nicht lange genug, um zukünftige Entwicklungen in diese Richtung völlig auszuschließen.

Literatur

1. *Hayes, W.:* The genetics of bacteria and their viruses. Blackwell Scientific publications, Oxford and Edinburgh (1964).
2. *Tschaepe, H. und E. Tietze:* Genetische und molekulare Grundlagen der Plasmid-Species-Hypothese. Biol. Zbl. *100* (1981) 353–84.
3. *Jacob, F. and J. Monod:* Genetic regulatory mechanisms in the synthesis of proteins, Journal of Molecular Biology, *3* (1961) 318–356.
4. *Lebek, G., W. Haefliger und R. Binggeli:* Pyocintypisierung von Pseudomonas aeruginosa-Stämmen aus nosokomialen Infekten – nach Beseitigung von Fehlermöglichkeiten durch Hitzebehandlung. Zbl. Bakt. Hyg. I Abt. Orig. B *933* (1981) 999–1005.
5. *Novick, R., Clowes, R. C., Cohen, S. N., Curtiss, R. III, Datta, N. and Falkow, S.:* Uniform nomenclature for bacterial plasmids: a proposal. Bact. Rev. *40* (1976) 168–169.
6. *Brode, P.:* Plasmids, W. H. Freeman and Co, Oxford and San Francisco (1979).

7. *Lebek, G. und P. Gubelmann:* Sechs Jahre gesetzlich angeordnete Abstinenz von therapeutisch genutzten Antibiotika als nutritive Futterzusätze in der Schweiz. Schweiz. Arch. Tierheilk. *121* (1979) 295–309.
8. *So, M., Boyer, H. W., Betlach, M. and Falkow, S.:* Molecular cloning for an E. coli plasmid that incodes for the production of heatstable enterotoxin. Journal of Bacteriology *128* (1976) 463-472.
9. *Smith, H. W. and Halls, S.:* The transmissible nature of the genetic factor in E. coli that controls haemolysis production. Journal of General Microbiology, *47* (1976) 153–161.
10. *Lebek, G.:* R-Plasmide in der Klinik. Infection *9* (1981) 68–69.
11. *Lebek, G.:* Die infektiöse bakterielle Antibiotika-Resistenz. Verlag Hans Huber, Bern und Stuttgart (1969).
12. *Lebek, G.:* Unveröffentlichte Befunde.

Klinische Bedeutung und Antibiotika-Empfindlichkeit koagulasenegativer Staphylokokken

G. Ruckdeschel
O. Jardin

Koagulasenegative Staphylokokken werden immer häufiger auch aus einwandfreien, offensichtlich nicht kontaminierten Proben isoliert. Diese Staphylokokken repräsentieren nicht immer den klassischen S. epidermidis; in vielen Kulturen sind wenigstens zwei nach der Morphologie der Kolonien verschiedene Varianten zu finden. Nicht wenige der isolierten Stämme erweisen sich bei der Empfindlichkeitsprüfung als auffallend resistent gegen Antibiotika.

Diese Beobachtungen waren der Anlaß, 474 Stämme koagulasenegativer Staphylokokken, die in den Jahren 1978 bis 1980 isoliert worden waren, eingehender zu untersuchen; insbesondere werden die Art und Antibiotikaempfindlichkeit bestimmt und, falls möglich, die klinische Bedeutung beschrieben.

Die Bestimmung der Spezies erfolgte nach dem Vorschlag zur Neuordnung der Gattung Staphylococcus, der statt bisher drei nunmehr zehn Spezies vorsieht (1). Die Differenzierung wurde durch die Bestimmung der Hämolyse auf Schafblut-Agar, die Prüfung der Lysostaphin-Resistenz bei 200 µg/ml, der Novobiocin-Resistenz bei 1,6 µg/ml und der Glycerolspaltung auf Erythromycin-Glycerolmedium sowie die Untersuchung der Fermentation von β-Fruktose, D(+) Galaktose, D(+) Mannose, D(+) Xylose, D(-) Ribose, Maltose, α-Laktose, Saccharose, D(+) Trehalose, D(+) Turanose, D(-) Mannitol und Xylitol bestimmt.

Die Tab. 1 zeigt die Artverteilung der Stämme. Der klassische Staphylococcus epidermidis lag in 348 Stämmen vor; zusätzlich fanden wir jedoch 31 Stämme mit dem für S. epidermidis typischen Reaktionsmuster, aber einer Abweichung in der Novobiocin-Resistenz bei 1,6 µg/ml. Diese Stämme, die fast 7% des untersuchten Kollektivs ausmachen, werden im folgenden als eigene Gruppe dargestellt. Nahezu 14% aller Stämme gehörten den beiden Arten S. hominis und S. haemolyticus an, waren aber in vielen Fällen, wie auch von SCHLEIFER angegeben wird, nicht eindeutig zu trennen; sie werden als S. hominis-haemolyticus-Gruppe geführt.

n = 474	n	%
Staphylococcus epidermidis	348	73,4
Staphylococcus epidermidis Novobiocin-resistent	31	6,8
Staphylococcus hominis-haemolyticus-Gruppe	66	13,8
Staphylococcus hominis	11	2,3
Staphylococcus haemolyticus	7	1,5
nicht zuzuordnen	48	10,0
Staphylococcus xylosus	9	1,9
Staphylococcus saprophyticus	4	0,8
Staphylococcus warneri	2	0,4
Staphylococcus simulans	0	
Staphylococcus capitis	0	
Staphylococcus cohnii	0	
Micrococcus spec.	3	0,6
nicht zuzuordnen	11	2,9

Tabelle 1: Ergebnis der Differenzierung

	S. epidermidis	S. epidermidis Novobiocin-resistent	S. hominis-haemolyticus-Gruppe	andere
Gesamtzahl	329	28	66	38
Venenkatheter	174	14	30	13
Blutkulturen	53	7	13	17
Wunden	45	3	7	2
Drainagesekret und Drainspitzen	9	3	4	2
Liquor	9	–	1	–
Eiter	4	–	–	1
Punktate	6	–	1	2
Schrittmachertaschen	2	–	1	–
sonstige und ohne Angaben	27	1	9	1

Tabelle 2: Herkunft der Stämme

Tab. 2 zeigt die Herkunft der Stämme. Die Isolate stammen vorwiegend aus Venenkathetern, Blutkulturen und Wunden, seltener aus anderen Proben. Die prozentuale Verteilung der vier Stammgruppen ergibt keine erwähnenswerten Unterschiede; sie sind ungefähr gleich verteilt.

Die Auswahl der Stämme war völlig dem Zufall überlassen, es wurden weniger als ein Fünftel der in der Diagnostik isolierten Stämme untersucht.

Infektionen, die durch koagulasenegative Staphylokokken verursacht sein können, vor allem, wenn andere potentielle Erreger nicht nachweisbar sind:

- Sepsis, Endokarditis
- Meningitis, posttraumatische Meningitis, Ventilsepsis
- Thrombose, Thrombophlebitis, septische Embolie, Infektion nach Gefäßoperation
- Pyarthros, Osteomyelitis, Infektion nach Knochen- und Gelenkoperation
- Wundinfektion, Pyodermie, infizierte Schrittmachertasche, Infektion in der plastischen Chirurgie
- Peritonitis bei Peritonealdialyse

Tabelle 3

Die Sortierung nach Diagnosen scheiterte daran, daß Diagnosen mit brauchbaren Hinweisen in der Minderzahl waren; entweder fehlten die Angaben oder sie waren ohne Nutzen für die spezielle Frage dieser Untersuchung. Tab. 3 zeigt, in Gruppen zusammengefaßt, die für die Studie wesentlichen Diagnosen. Für die untersuchten Staphylokokkengruppen ergab sich eine ungefähr gleiche Verteilung, so daß keiner der gefundenen Arten eine höhere Dignität zukommt. Eine künftige prospektive Untersuchung soll die Frage nach dem klinischen Gewicht der neu gefaßten Staphylokokkenarten gründlicher untersuchen.

Die Zugehörigkeit zu einer bestimmten Spezies gibt nach diesen Ergebnissen keinen Hinweis auf die klinische Bedeutung. Die Prüfung der Antibiotikaempfindlichkeit ist notwendig, da der Kliniker einen solchen bakteriologischen Befund gelegentlich zum Anlaß einer Chemotherapie nehmen wird.

189 Stämme wurden untersucht, insbesondere alle Stämme, die nicht der Art S. epidermidis zuzuordnen waren. Die Bestimmung der minimalen Hemmkonzentration (MHK) erfolgte im Agardilutionstest auf

Mueller-Hinton-Agar II (BBL). 20 µl einer eintägigen Kultur des Stammes in Trypticase-Soya-Broth (Oxoid) wurden 6 ml Ringer-Laktat-Lösung suspendiert; die Suspension wurde mit dem Multipoint-Inokulator Denley inokuliert. Das Inokulum betrug $2{,}5 \times 10^3$ KBE/Punkt. Die beimpften Platten wurden aerob bei 35 °C bebrütet. Beimpfungspunkte mit mehr als 5 Kolonien wurden als nicht gehemmt bewertet.

Alle Resultate werden als prozentuale Anteile der resistenten Stämme angegeben.

Die Tab. 4 zeigt die Ergebnisse der MHK-Bestimmungen; die der Bewertung zugrunde liegenden Bemessungsgrenzen sind in einer besonderen Spalte angegeben.

	MHK-Grenzwert (µg/ml)	Staphylococcus epidermidis n = 60	Staphylococcus epidermidis Novobiocin-resistent n = 31	Staphylococcus hominis-haemolyticus-Gruppe n = 66
Penicillin G	16	0	19,5	32,6
Oxacillin	2	28,3	61,3	38,5
Flucloxacillin	2	28,3	67,8	45,9
Methicillin	4	10,0	77,4	48,4
Ampicillin	16	0	0	23,6
Mezlocillin	32	0	3,4	26,5
Piperacillin	32	0	3,4	20,8
Ticarcillin	128	0	19,4	35,3
Cefalotin	32	0	3,1	14,1
Cefamandol	32	0	0	0
Cefoxitin	32	0	3,3	17,5
Cefotaxim	32	5,0	22,6	35,0
Cefoperazon	64	0	3,4	13,2
Lamoxactam	32	13,4	54,9	40,6
Gentamicin	8	38,3	33,0	27,7
Tobramycin	8	43,3	35,6	29,1
Amikacin	32	10,0	3,4	14,6
Netilmicin	16	0	0	1,6

Tabelle 4: Ergebnisse der MHK-Bestimmungen
Anteil resistenter Stämme (%)

Der klassische S. epidermidis ist, die Isoxazolylpenicilline und das Methicillin ausgenommen, gut empfindlich. Wesentlich weniger empfindlich sind die Novobiocin-resistenten Stämme dieser Art, besonders hohe Resistenzquoten finden wir auch hier bei den penicillinasefesten Penicillinen. Durchweg höhere Resistenz ergibt sich auch für die Staphylokokken der S. hominis-haemolyticus-Gruppe.

Die Cephalosporine sind gut wirksam gegen S. epidermidis, abgesehen von Lamoxactam. Die Stämme des Novobiocin-resistenten S. epidermidis und der S. hominis-haemolyticus-Gruppe sind vermindert empfindlich, mit relativ hohen Resistenzquoten für das Cefotaxim. Gegen Cefamandol sind alle Stämme empfindlich, ein für die Praxis nicht unwichtiger Befund.

Unter den Aminoglykosiden, die die aus dem Agardiffusionstest der täglichen Diagnostik bekannte hohe Resistenz auch bei den MHK-Werten zeigen, erweist sich Netilmicin als besonders wirksam.

Die Tab. 5 zeigt die Ergebnisse der Testung von Erythromycin, Fosfomycin und Vancomycin. Erythromycin ergibt sehr hohe Anteile resistenter Stämme mit 45 und 36% bei der Novobiocin-resistenten und S. hominis-haemolyticus-Gruppe. Fosfomycin ist mit 17% Resistenz bei Novobiocin-resistenten Stämmen von S. epidermidis vermindert wirksam, Vancomycin ist gegen alle Stämme in vitro aktiv mit minimalen Hemmkonzentrationen zwischen 1 bis 4 µg/ml.

	MHK-Grenzwert (µg/ml)	Staphylococcus epidermidis n = 60	Staphylococcus epidermidis Novobiocin-resistent n = 31	Staphylococcus hominis-haemolyticus-Gruppe n = 66
Erythromycin	2	8,3	45,2	36,1
Fosfomycin	64	1,7	17,2	0
Vancomycin	4	0	0	0

Tabelle 5: Ergebnisse der MHK-Bestimmungen
Anteil resistenter Stämme (%)

Die Tab. 6 zeigt die Ergebnisse der Prüfung des Fosfomycin unter Einschluß von 50 Stämmen klinischer Herkunft der Art S. aureus. Die Anteile resistenter Stämme wurden beim break-point von 16 µg/ml und 64 µg/ml angegeben. Beim MHK-Grenzwert von 64 µg/ml sind nur die Stämme des Novobiocin-resistenten S. epidermidis zu mehr

MHK-Grenzwert	n	64	16
Staphylococcus aureus	50	0	18
Staphylococcus epidermidis	60	1,7	10,5
Staphylococcus epidermidis Novobiocin-resistent	31	17,2	45,4
Staphylococcus hominis-haemolyticus-Gruppe	66	0	0

Tabelle 6: Fosfomycin
Anteil resistenter Stämme (%)

als einem Sechstel resistent, alle übrigen dagegen empfindlich. Fosfomycin kann demnach als geeignetes Mittel zur Behandlung ernster Infektionen durch S. epidermidis gelten und sollte in entsprechenden Situationen getestet werden.

Die 26 Stämme koagulasenegativer Staphylokokken, die anderen Arten zugeordnet werden müssen, wurden bei der Darstellung der Antibiotikaempflichkeit der besseren Übersicht halber und wegen ihrer geringen Zahl weggelassen. Auch sie sind durchweg weniger empfindlich als der klassische S. epidermidis, der sich nach unseren Untersuchungen als die auf Antibiotika am meisten empfindliche Spezies der koagulasenegativen Staphylokokken erwiesen hat.

Literatur

1. *Schleifer, K. H., and W. E. Kloos:* Isolation and characterisation of staphylococci from human skin. Int. J. Syst. Bacteriol. *25,* (1975) 50–61.

Wirksamkeit verschiedener Antibiotika gegen Pseudomonas aeruginosa

I. Braveny

Unter den opportunistischen Keimarten, die als Erreger von nosokomialen Infektionen vorkommen, spielt *Pseudomonas aeruginosa* eine wichtige Rolle. Vor allem auf den Intensivpflegestationen wird er häufig isoliert. Die Aktualität dieses Themas ist auch in der vielfältigen Problematik der Pathogenese und Therapie begründet. Wir haben nur unzureichende Informationen über die Pathogenitätsmechanismen und Virulenz der verschiedenen Pseudomonas-Arten. Die Zielscheibe von *Pseudomonas aeruginosa* und anderen gram-negativen, nicht fermentierenden Bakterien sind im typischen Fall Patienten mit abgeschwächter Abwehr. Die Verminderung der Opsonine oder polymorphkernigen Leukozyten führen zu erhöhter Empfindlichkeit gegenüber Pseudomonas aeruginosa (1). Dies sind die wesentlichen Ursachen für die bescheidenen Erfolge der Therapie. Hinzu kommt die Tatsache, daß *Pseudomonas aeruginosa* gegen viele Antibiotika resistent ist. Besonders schwierig wird die Therapie, wenn Aminoglykosidresistente Stämme auftreten. Die Entwicklung von Pseudomonaswirksamen Antibiotika ist deshalb von besonderem Interesse.

Bis 1966 waren Polymyxin oder Colistin das Mittel der Wahl. 1966 wurde das erste Aminoglykosid Gentamicin mit hoher Aktivität gegen Pseudomonas eingeführt, dann folgte 1968 das Carbenicillin, das erste Penicillin mit Pseudomonas-Aktivität. Danach wurden relativ rasch neue Aminoglykoside wie Tobramycin und Amikacin und neue Penicilline wie Ticarcillin und 1977 Azlocillin eingeführt.

Gerade in den letzten Jahren sind viele neue pseudomonasaktive Antibiotika entwickelt und zum Teil auch eingeführt worden. Es handelt sich entweder um Substanzen aus den bekannten Stoffklassen wie Penicilline oder Aminoglykoside, aber auch neuere Strukturen wie Thienamycin oder Nocardicin (Tab. 1). Eine interessante Entwicklung hat innerhalb der Cephalosporine stattgefunden: Nach den vielen Breitspektrum-Antibiotika das Cefsulodin – ein Cephalosporin mit dem schmalen Spektrum gegen *Pseudomonas aeruginosa*.

Piperacillin	Netilmicin
Apalcillin	5-epi-Sisomicin
Furazlocillin	
CI-867	Thienamycin
	Nocardicin A
Cefotaxim	
Lamoxactam	Fosfomycin
Cefoperazon	
Cefsulodin	
Ceftazidim	

Tabelle 1: Neuere Antibiotika mit Aktivität gegen Pseudomonas aeruginosa

Neue Breitspektrum-Cephalosporine wie Cefotaxim und Lamoxactam besitzen ebenfalls eine nennenswerte, wenn auch nur begrenzte Aktivität gegen *Pseudomonas aeruginosa*. Eine Ausnahme macht das Ceftazidim, ein Breitspektrum-Cephalosporin mit sehr guter Wirkung gegen Pseudomonas-Arten; es hemmt 90% der Stämme mit der Konzentration von 2 mg/l (2). Auch das Fosfomycin, ein kürzlich eingeführtes Antibiotikum, das vor vierzehn Jahren aus Streptomyces-Arten isoliert wurde, besitzt eine antimikrobielle Aktivität gegen *Pseudomonas aeruginosa* (3).

Die Aktivität der meisten Antibiotika gegen gram-negative Stäbchen wird im wesentlichen durch die Resistenz gegen inaktivierende Enzyme, die Penetrationsfähigkeit durch die Barriere der Zellwand und die Affinität für den Bindungsort bestimmt. Die Aktivität der Antibiotika, wie sie in der minimalen Hemmkonzentration (MHK) zum Ausdruck kommt, wird bei Pseudomonas vor allem durch die Penetrationsfähigkeit bestimmt. Die Ergebnisse der Aktivitätsbestimmungen variieren allerdings von Laboratorium zu Laboratorium beträchtlich. Dies ist zu einem Teil methodisch bedingt. Vor allem Aminoglykoside sind vom pH wie auch dem Gehalt an Natrium-, Kalium-, Magnesium- und Calciumsalzen im Medium abhängig. Besondere Abhängigkeit vom Nährboden zeigt das Fosfomycin: als niedermolekulare Substanz kann Fosfomycin nicht passiv durch die Zytoplasmamembran diffundieren. Zur Unterstützung des Transports muß dem Medium entweder Blut oder Glukose-6-Phosphat zugegeben werden.

Neben der Testmethode werden die Resultate vielfach von der Auswahl der Isolate beeinflußt. Es kann vorkommen, daß viele Patienten – auch über längere Zeiträume – immer wieder von der gleichen Quelle und mit dem gleichen Stamm infiziert werden. Zuverlässige Angaben über die Aktivität der verschiedenen Antibiotika erhält man, wenn viele Schrifttumangaben ausgewertet werden oder wenn sog. Nichtkopie-Stämme in die Untersuchung eingehen oder wenn Isolate von vielen Kliniken zentral in einer multizentrischen Studie untersucht werden.

Die Auswertung der Literaturangaben über die Aktivität verschiedener Antibiotika gegen *Pseudomonas aeruginosa*, wie es von Zak (4) durchgeführt wurde, weist hin auf eine höhere Aktivität der Aminoglykoside auf Gewichtsbasis im Vergleich zu β-Lactam-Antibiotika (Tab. 2). Tatsächlich sind Aminoglykoside nach wie vor zur Therapie von schwereren Pseudomonas-Infektionen unersetzlich. Man muß allerdings berücksichtigen, daß die erreichbaren Konzentrationen im Organismus niedriger sind als die von β-Lactam-Antibiotika; die Serumspitzenkonzentrationen bewegen sich zwischen 4 und 10 mg/l. Wegen der etwas höheren Aktivität ist das Tobramycin unter den Aminoglykosiden das Mittel der Wahl. Da das Amikacin nur wenig inaktiviert wird, kann es als Reserveantibiotikum bei gentamicin- oder tobramycinresistenten Stämmen betrachtet werden. Unter den Penicillinen besitzen Azlocillin und Piperacillin die höchste Aktivität. Mit Cephalosporinen liegen bisher nur wenige klinische Erfahrungen vor. Von den bisher eingeführten Substanzen zeigt das Cefsulodin die niedrigsten MHK-Werte.

	Geom. Mittel MHK 90*	Anzahl der ausgewerteten Publikationen
Ticarcillin	88 mg/l	24
Azlocillin	37 mg/l	19
Piperacillin	20 mg/l	22
Cefsulodin	12 mg/l	10
Cefotaxim	49 mg/l	12
Gentamicin	3,6 mg/l	40
Tobramycin	2,2 mg/l	23
Netilmicin	5,1 mg/l	13
Amikacin	6,3 mg/l	26

*Mittelwerte der MHKs, die 90% der Isolate von P. aeruginosa gehemmt haben.

Tabelle 2: Aktivität verschiedener Antibiotika gegen Pseudomonas aeruginosa. Literaturangaben (4)

Das bereits 1969 beschriebene Fosfomycin besitzt ein breites Spektrum gegen Enterobacteriaceae, Staphylokokken und Pseudomonas. Es wirkt durch Inhibierung der Zellwandsynthese – allerdings im Unterschied zu β-Lactam-Antibiotika durch Inhibierung des ersten Enzyms der Biosynthesekette im Zellinneren. Wie bereits erwähnt, gibt es bedingt durch die Abhängigkeit vom Transportsystem einige Probleme bei der Resistenzbestimmung. Die Folge sind größere Differenzen – bei einigen Spezies schwanken die Empfindlichkeitsquoten von 10–100%. Zur Empfindlichkeitsprüfung wurde deshalb der Mueller-Hinton-Agar mit Zusatz von Glukose-6-Phosphat in Konzentrationen von 25 μg/ml vorgeschlagen (5). Wir haben deshalb bei der Bestimmung der Aktivität von Fosfomycin den Agar-Dilutionstest auf diesem Agar durchgeführt und mit dem Gentamicin unter gleichen Testbedingungen verglichen. Insgesamt wurden 285 *Pseudomonas aeruginosa* untersucht, die im Rahmen einer multizentrischen Studie drei Wochen lang kontinuierlich an fünf Großkliniken in der Bundesrepublik Deutschland gesammelt wurden.

Die Ergebnisse sind in der Tabelle 3 zusammengefaßt. Auf Gewichtsbasis besitzt das Gentamicin eine höhere Aktivität. Allerdings liegen die erreichbaren Serumspitzenkonzentrationen von Fosfomycin bei etwa 200 mg/l. Mit 64 mg/l Fosfomycin wurden 93% der Isolate erfaßt.

	Kumulativer Prozentsatz gehemmter Stämme									
mg/l	≦0,5	1	2	4	8	16	32	64	128	256
Fosfomycin			3	12	15	21	44	93	98	100
Gentamicin	20	49	69	89	92	93	94	95	97	100

Tabelle 3: Antibakterielle Aktivität von Fosfomycin und Gentamicin gegen Pseudomonas aeruginosa (N = 285)

Das Fosfomycin wird durch β-Lactamasen nicht inaktiviert und besitzt auch keine Verwandtschaft mit anderen Antibiotika. Deshalb erhebt sich die Frage nach einer Kreuzresistenz und möglicher Wirksamkeit bei aminoglykosid- oder vielfachresistenten Isolaten. In der Tabelle 4 sind Empfindlichkeitsmuster gegen Fosfomycin und Aminoglykoside dargestellt. Es wurde keine Fosfomycin-Resistenz bei einfach-, zweifach- oder auch vierfach-aminoglykosidresistenten Stämmen beobachtet.

	n	Fosfomycin	Gentamicin	Tobramycin	Netilmicin	Amikacin
0	207					
1	18	R				
	1		R			
2	9		R	R		
	4		R		R	
3	4		R	R	R	
	2		R		R	R
4	2		R	R	R	R
Total	247	18	22	15	12	4
%	100	7	9	6	5	2

Tabelle 4: Empfindlichkeitsmuster von Pseudomonas aeruginosa gegen Fosfomycin und Aminoglycoside

Auch mit Penicillinen gab es keine Gemeinsamkeiten (Tab. 5). Umgekehrt handelte es sich bei den meisten fosfomycinresistenten Stämmen um eine Monoresistenz.

	n	Fosfomycin	Azlocillin	Piperacillin
0	197			
1	17	R		
	8		R	
2	24		R	R
3	1	R	R	R
Total	247	18	33	25
%	100	7	13	10

Tabelle 5: Empfindlichkeitsmuster von Pseudomonas aeruginosa gegen Fosfomycin und Penicilline

In der Tabelle 6 ist die Aktivität von Fosfomycin gegen gentamicin- und azlocillinresistente Isolate von *Pseudomonas aeruginosa* dargestellt. Alle gentamicin- und 97% azlocillinresistenten Stämme wurden mit 64 mg/l Fosfomycin gehemmt.

Resistente Isolate gegen	n	Kumulativer Prozentsatz gehemmter Stämme						
		4	8	16	32	64	128	256
Gentamicin MHK ≧8	23	5	18	31	57	100		
Azlocillin MHK ≧128	33	6	12		48	97		100

Tabelle 6: Antibakterielle Aktivität von Fosfomycin gegen gentamicin- und azlocillin-resistente Isolate von Pseudomonas aeruginosa (Konzentrationen in mg/l)

Bei der Therapie von schweren Pseudomonas-Infektionen ist die Kombination von zwei Antibiotika vorteilhaft und deshalb notwendig. Entsprechende in-vitro-Untersuchungen über synergistisches oder additives Verhalten erleichtern die Wahl der Kombinationspartner. Wie sich Fosfomycin in der Kombination mit einem Aminoglykosid oder mit einem pseudomonaswirksamen β-Lactam-Antibiotikum verhält, soll durch mikrobiologische und klinische Prüfungen geklärt werden.

Literatur

1. *Young, L. S., D. Armstrong:* Human immunity to *Pseudomonas aeruginosa.* In vitro interaction of bacteria, polymorph-nuclaer leucocytes, and serum factors. Journal of Infectious Diseases *126* (1972) 257–276.
2. *O'Callaghan, C. H., P. Acred, P. B. Harper, D. M. Ryan, S. M. Kirby and S. M. Harding:* GR 2063, a new broad spectrum cephalosporin with anti-pseudomonal activity. Antimicrobial Agents and Chemotherapy *17,* (1980) 876–83.
3. *Ullmann, U., B. Lindemann:* In vitro investigations on the action of Fosfomycin alone and in combination with other antibiotics on Pseudomonas aeruginosa and Serratia marcescens. Arzneim.-Forschung / Drug Res. *30 (II)* (1980) Nr. 8.
4. *Zak, O.:* Antibiotics and Pseudomonas aeruginosa. Pseudomonas aeruginosa, the organism, diseases it causes, and their treatment. An international symposium. Boston, U.S.A., October 1979, 133–159.
5. *Haag, R., W. Vömel, W. Schaumann:* Zur Methodik von Fosfomycin in vitro unter Berücksichtigung der Wirkung an der experimentell infizierten Maus. Immun. Infekt. *9* (1981) 177–182.

Bakteriologische und pharmakokinetische Grundlagen der klinischen Anwendung von Fosfomycin

W. Vömel

Manche Kollegen haben während der Entwicklungsarbeiten vor der Einführung von Fosfomycin gefragt: »Warum beschäftigt sich Boehringer Mannheim überhaupt mit Fosfomycin?« Dazu muß eigentlich die Gegenfrage gestellt werden: »Warum hätte sich Boehringer Mannheim nicht um die Verwendung von Fosfomycin zur Chemotherapie bakterieller Infektionen bemühen sollen?« Was an Fosfomycin bestechend ist, nochmals in Stichworten:

Neuer Strukturtyp
Wirkung auf die Zellwandsynthese der Bakterien (wie Penicilline und Cephalosporine)
Entsprechend hohe Selektivität der Wirkung gegen Bakterien bzw. geringe Toxizität und große therapeutische Breite
Keine Parallelresistenz mit anderen Chemotherapeutika
Keine Parallelallergie mit anderen Chemotherapeutika

Ist nicht eine solche Substanz bakteriologisch und klinisch wichtiger als manche anderen Chemotherapeutika? Sollen sich Neuentwicklungen auf dem Gebiet der Chemotherapie nur noch auf β-Lactamantibiotika und Aminoglykoside beschränken? Sollte nicht eine Substanz wie Fosfomycin mehr Interesse beanspruchen können als das 20. Cephalosporin oder das 15. Aminoglykosid?

Ein solcher völlig neuartiger Stoff erfordert allerdings eine gewisse Umstellung und macht mehr Mühe, wenn man sich mit ihm beschäftigt, als eine weitere Substanz aus einer bekannten Klasse. Dies wurde bei der Entwicklung des Präparats sehr deutlich. Es spielt aber auch bei der praktischen Anwendung eine Rolle, wobei weniger der Kliniker als vielmehr der Bakteriologe betroffen ist. Fosfomycin hat Besonderheiten bei MHK-Bestimmung und Resistenzbestimmung, ähnlich wie dies seinerzeit auch bei den Sulfonamiden und später bei Cotrimoxazol der Fall war, um zwei typische Beispiele zu nennen.

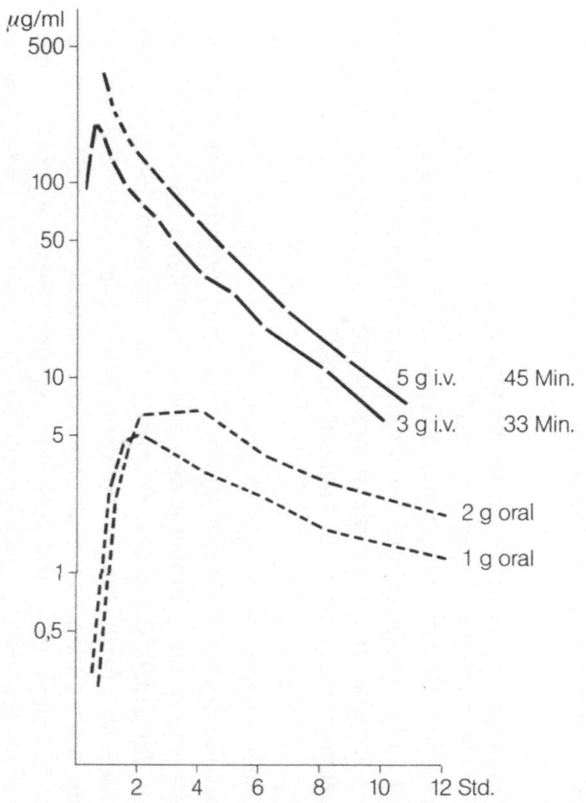

Abb. 1: Fosfomycin-Serumspiegel nach verschiedenen durch i. v. Infusion oder peroral an gesunde Probanden verabreichten Einzeldosen.

5 g i. v. 45 Min.: n = 12	*2 g oral: n = 8*
3 g i. v. 33 Min.: n = 20	*1 g oral: n = 9*

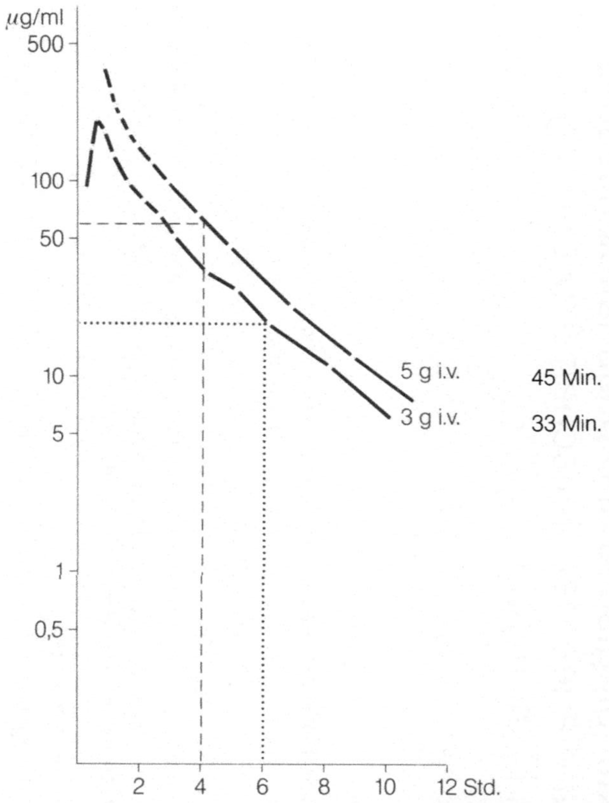

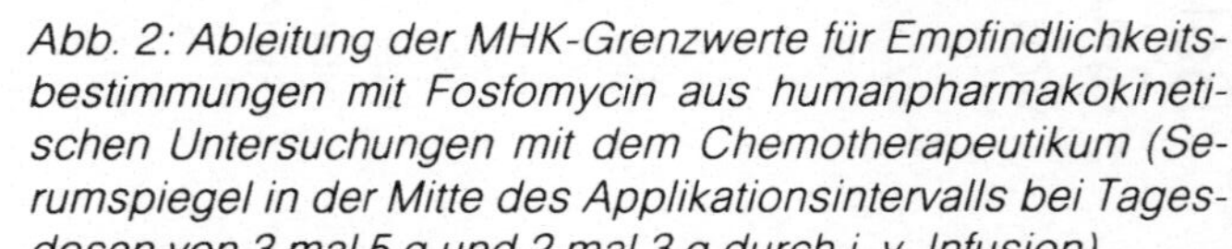

Abb. 2: Ableitung der MHK-Grenzwerte für Empfindlichkeitsbestimmungen mit Fosfomycin aus humanpharmakokinetischen Untersuchungen mit dem Chemotherapeutikum (Serumspiegel in der Mitte des Applikationsintervalls bei Tagesdosen von 3 mal 5 g und 2 mal 3 g durch i. v. Infusion).

Auf die Frage, warum Fosfomycin, das seit vielen Jahren in einer ganzen Reihe von Ländern bereits eingeführt ist, in seiner Bedeutung anfangs nicht voll erkannt wurde, gibt es neben einigen anderen Gesichtspunkten zwei Antworten:

1. Fosfomycin wurde und wird in diesen Ländern in erheblichem Umfang oral appliziert; die enterale Resorption ist aber mit 30 bis 40% der oralen Dosis relativ schlecht (3, 7) und einer hohen Dosierung sind bei oraler Gabe enge Grenzen gesetzt.

2. Soweit Fosfomycin in diesen Ländern parenteral eingesetzt wurde, war die Dosierung nicht hoch genug.

In Deutschland wurde von vornherein von der oralen Applikation Abstand genommen und bei der parenteralen Applikation die hohe Dosierung eingeführt, die infolge der großen therapeutischen Breite des Antibiotikums möglich ist.

In *Abb. 1* sind aus humanpharmakokinetischen Untersuchungen an größeren Kollektiven gesunder Probanden die Serumspiegel nach i.v. und oraler Fosfomycin-Gabe dargestellt. Die Kurve nach 5 g i.v. wurde von Lode (14) erarbeitet, die nach 3 g i.v. bei Boehringer Mannheim (22). Die hohe Regeldosierung für Fosfomycin ist 3 mal 5 g, die niedrige Regeldosierung 2 mal 3 g, jeweils durch i.v. Infusion, und zwar bei beiden Dosierungen üblicherweise als Kurzinfusion von etwa 30 Minuten. Der Spitzenspiegel unmittelbar nach Beendigung der Infusion beträgt nach 5 g 385 µg Fosfomycin pro ml Serum, nach 3 g 218 µg/ml. Demgegenüber erbringt die Dosis von 2 g, die bei oraler Gabe als Einzeldosis kaum überschritten werden kann, einen gemessenen Spitzenspiegel von nur 6,9 µg/ml (7).

Pharmakokinetische Daten allein können dem Kliniker keine Anhaltspunkte für Therapieentscheidungen geben. Andererseits hängen auch bakteriologische Befunde in Form von MHK-Bestimmungen, für sich allein genommen, in der Luft. Der medizinische Mikrobiologe muß also beides in Betracht ziehen, die Chemotherapeutikum-Konzentrationen, die beim Patienten nach üblicher Dosierung erreicht werden, und die minimale Hemmkonzentration des Chemotherapeutikums beim Krankheitserreger. Erst durch Berücksichtigung beider Bewertungskriterien kann die Empfindlichkeit des Krankheitserregers bakteriologisch beurteilt werden und damit dem Kliniker die Basis für die Wahl des Chemotherapeutikums vermittelt werden.

Die Frage ist nun, welche Konzentration im Verlauf der Serumspiegelkurve soll mit dem MHK-Wert in Beziehung gesetzt werden: der Spitzenspiegel, der Minimalspiegel oder ein dazwischen liegender Wert? Es ist üblich, wenn auch nicht unumstritten, den Serumspiegel in der Mitte des Dosierungsintervalls als maßgebend anzusehen, wobei man sich vorstellt, daß im Gewebe, dem eigentlichen Ort der gewünschten Wirkung, Konzentrationen in dieser mittleren Höhe zustandekommen.

In *Abb. 2* sind die Serumspiegel in der Mitte des Dosierungsintervalls für die hohe und die niedrige Regeldosierung von Fosfomycin abgeleitet (22). Bei Gabe von 3 mal 5 g beträgt das Dosierungsintervall 8 Stunden und die Mitte des Dosierungsintervalls ist nach 4 Stunden erreicht. Der Serumspiegel liegt zu diesem Zeitpunkt bei etwa 64 µg/ml, wie die gestrichelte Linie zeigt. Bei Gabe von 2 mal 3 g beträgt das Dosierungsintervall 12 Stunden und die Mitte des Dosierungsintervalls ist nach 6 Stunden erreicht. Zu diesem Zeitpunkt ergibt sich ein Serumspiegel von etwa 16 µg/ml, durch die punktierte Linie kenntlich gemacht. Krankheitserreger mit einem MHK-Wert von 16 µg/ml und weniger treffen also schon bei Anwendung der niedrigen Dosis beim Patienten auf wirksame Konzentrationen: diese Keime sind sensibel. Krankheitserreger mit einem MHK-Wert von mehr als 16 bis 64 µg/ml treffen erst bei Anwendung der hohen Dosis beim Patienten auf antibakteriell wirksame Konzentrationen: diese Keime sind mäßig sensibel. MHK-Werte von mehr als 64 µg/ml schließlich führen zur Bewertung des Krankheitserregers mit resistent.

In den Abbildungen 3 bis 8 wird ein Überblick über die Einsatzmöglichkeiten von Fosfomycin bei verschiedenen wichtigen medizinischen Indikationen gegeben. Bei jeder Indikationsgruppe sind die wichtigsten Erreger ihrer Häufigkeit nach angeordnet, bei Harnweginfektionen beginnend mit Kolibakterien in einer Häufigkeit von 50–75% bis zu Pseudomonas mit 0,5–2%. Naturgemäß gibt es in der Häufigkeitsverteilung erhebliche Unterschiede aufgrund vieler Faktoren. Knothe und Dette (12) haben sich dennoch in ihrem Buch zu Häufigkeitsangaben bereit gefunden, die unseren Abbildungen zugrundeliegen; bei einigen Indikationen wurden zusätzliche Publikationen herangezogen (2, 4, 10, 18, 20). Die MHK-Werte der einzelnen Keimarten sind in Form von Spindeln, ähnlich wie sie von Naumann (16) verwendet werden, dargestellt, wobei die Breite der Spindeln die Häufigkeit der einzelnen MHK-Werte wiedergibt; für Kolibakterien lagen also die meisten Hemmwerte bei ≦ 0,5 μg/ml, für Pseudomonas bei 16 μg/ml. Bei den MHK-Werten wurden eigene Resultate und die Ergebnisse von sieben deutschen und österreichischen Instituten an insgesamt 3669 Bakterienstämmen der verschiedenen Spezies zusammengefaßt (22, ferner 1, 5, 6, 8, 11, 13, 15, 17, 19, 21). Diese MHK-Werte wurden im Agardilutionstest, vorwiegend auf Mueller-Hinton-Agar mit Zusatz von Glucose-6-phosphat, bestimmt; bei Einsatz anderer Methoden können höhere MHK-Werte resultieren (s. bei 22). Im untersten Teil der Abbildungen ist jeweils das geometrische Mittel der MHK-Werte und die Zahl der untersuchten Stämme angegeben.

Bei Harnweginfektionen (Zystitis und Pyelonephritis) *(Abb. 3)* werden fast alle Keimarten mit der überwiegenden Zahl der Stämme von der niedrigen oder der hohen Regeldosis erfaßt. Eine Ausnahme macht Proteus morganii, der meistens resistent ist.

Bei Pneumonien, und zwar bei erwachsenen Patienten mit zu Hause erworbener Pneumonie *(Abb. 4)*, findet man eine ganz andere Häufigkeitsverteilung. Die Spindeln sind zum Teil dieselben; neu hinzugekommen sind Streptococcus pneumoniae, Haemophilus influenzae;

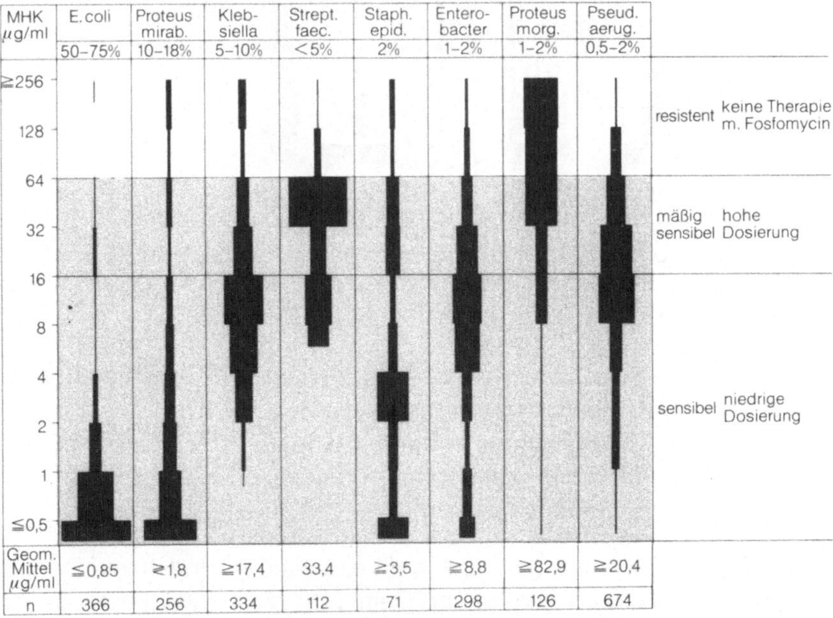

Abb. 3: Fosfomycin-Empfindlichkeit der häufigsten bakteriellen Erreger von Harnweginfektionen (Zystitis, Pyelonephritis).

Staphylococcus aureus und Streptococcus pyogenes. Auch hier ergeben sich bei dieser Betrachtungsweise gute Erfolgschancen für Fosfomycin, jedenfalls in der hohen Dosierung, die ohnehin bevorzugt werden sollte. Andere Häufigkeitsverteilungen der Erreger von Atemweginfektionen finden sich bei anderen klinischen Formen und bei anderen Altersgruppen. So steht beispielsweise bei chronischer Bronchitis Haemophilus influenzae im Vordergrund und bei alten Patienten dominieren gramnegative Erreger wie Enterobakteriazeen und Pseudomonas (20).

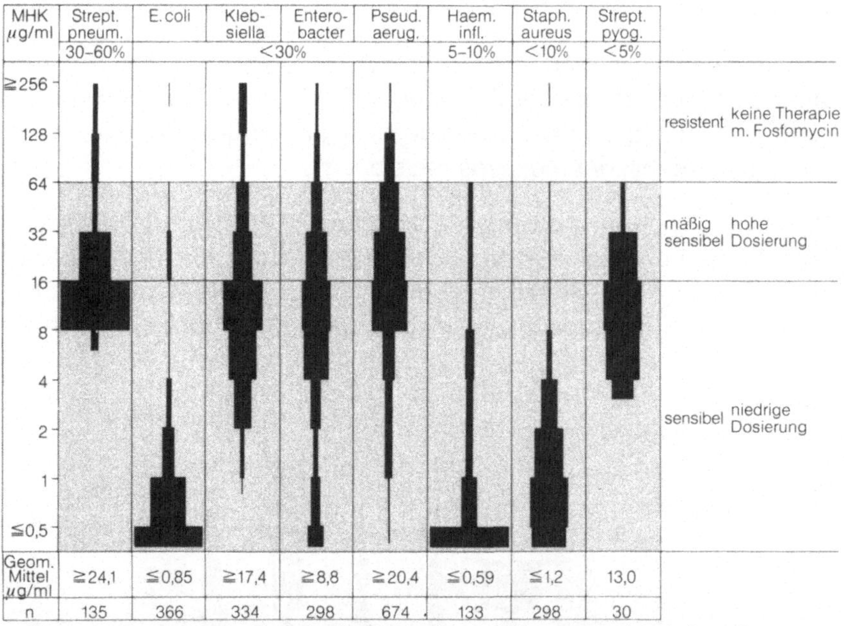

Abb. 4: Fosfomycin-Empfindlichkeit der häufigsten bakteriellen Erreger von Pneumonien (Erwachsene mit zu Hause erworbener Pneumonie). Unberücksichtigt sind Mykobakterien und Mycoplasma pneumoniae.

Bei Gallenweginfektionen *(Abb. 5)* ergibt sich eine Zusammenstellung von Keimarten, die noch am ehesten mit den Harnweginfektionen vergleichbar ist, allerdings in anderer Reihenfolge. Neu ist außerdem Proteus vulgaris, der weitgehend Fosfomycin-sensibel ist. Ferner spielen Anaerobier eine Rolle.

Für Wundinfektionen (bei Gelegenheitswunden und nach Operationen) *(Abb. 6)* geben Knothe und Dette (12) zwar Häufigkeiten an, aber ohne Prozentzahlen. Auch bei dieser Indikationsgruppe bestehen gute Wirkungsmöglichkeiten für Fosfomycin.

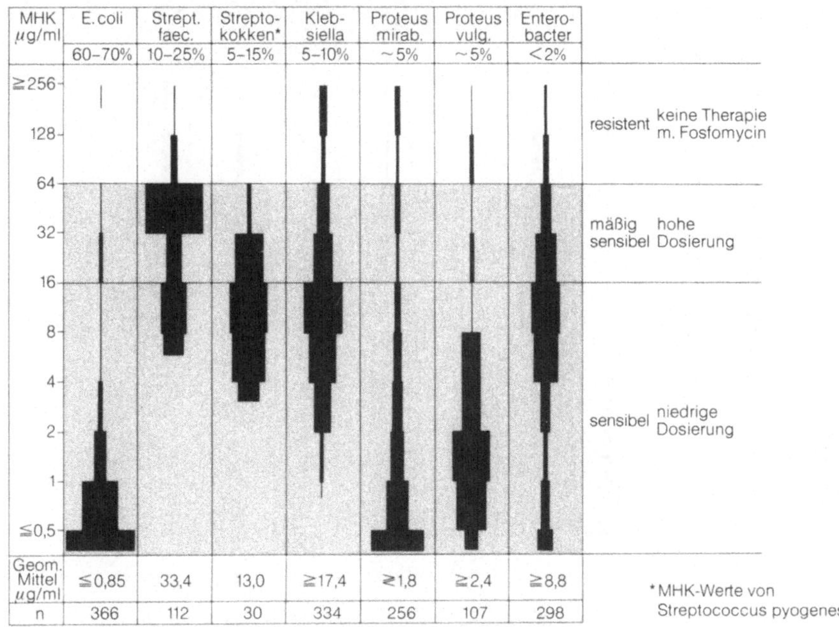

Abb. 5: Fosfomycin-Empfindlichkeit der häufigsten bakteriellen Erreger von Gallenweginfektionen. Unberücksichtigt sind Anaerobier.

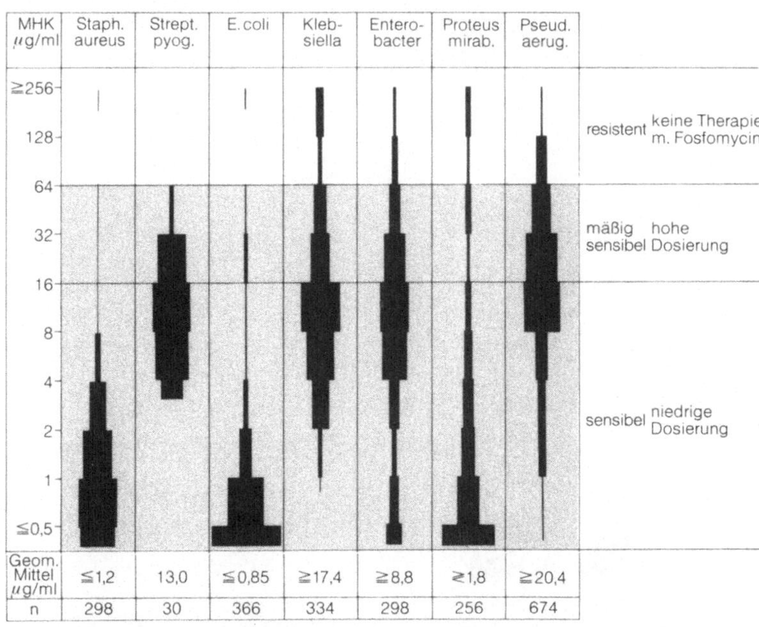

Abb. 6: Fosfomycin-Empfindlichkeit der häufigsten bakteriellen Erreger von Wundinfektionen (bei Gelegenheitswunden und nach Operationen). Unberücksichtigt sind Anaerobier.

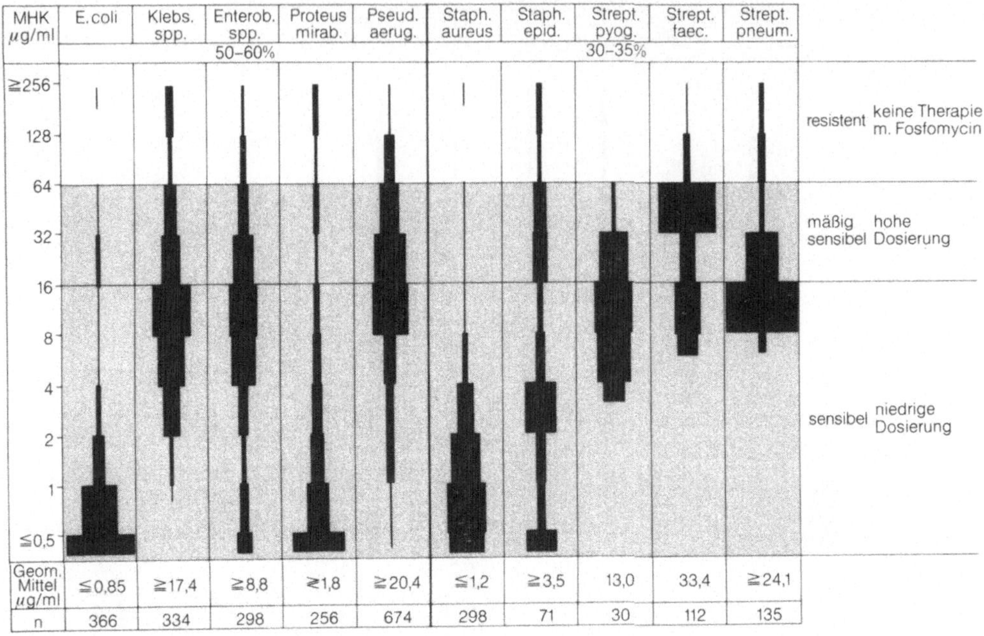

MHK µg/ml
E.coli
Klebs. spp.
Enterob. spp.
Proteus mirab.
Pseud. aerug.
Staph. aureus
Staph. epid.
Strept. pyog.
Strept. faec.
Strept. pneum.
50–60%
30–35%
≧256
128
64
32
16
8
4
2
1
≦0,5
resistent keine Therapie m. Fosfomycin
mäßig sensibel hohe Dosierung
sensibel niedrige Dosierung
Geom. Mittel µg/ml
≦0,85
≧17,4
≧8,8
≷1,8
≧20,4
≦1,2
≧3,5
13,0
33,4
≧24,1
n
366
334
298
256
674
298
71
30
112
135

Abb. 7: Fosfomycin-Empfindlichkeit der häufigsten bakteriellen Erreger von Sepsis. Unberücksichtigt sind Anaerobier sowie andere Keimarten.

MHK µg/ml
Strept. pneum.
Neiss. mening.
E.coli
Haem. influenzae
18–40%
5–30%
4–6%
1–5%
≧256
128
64
32
16
8
4
2
1
≦0,5
resistent keine Therapie m. Fosfomycin
mäßig sensibel hohe Dosierung
sensibel niedrige Dosierung
Geom. Mittel µg/ml
≧24,1
≧8,8
≦0,85
≦0,59
n
135
64
366
133

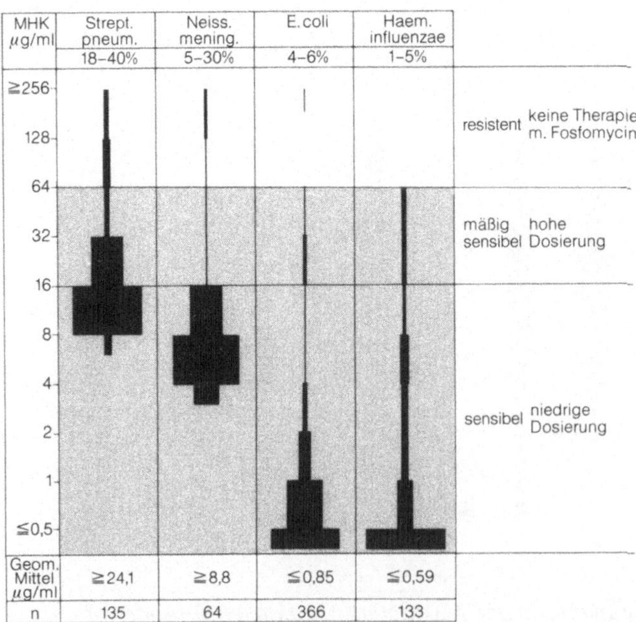

Abb. 8: Fosfomycin-Empfindlichkeit der häufigsten bakteriellen Erreger von Meningitis bei Erwachsenen. Unberücksichtigt sind Salmonellen.

Bei Sepsis *(Abb. 7)* ist mit 10 Keimarten die größte Zahl von Spezies aufgeführt, die dennoch nicht alle Möglichkeiten erfaßt; so kommen beispielsweise Anaerobier noch dazu.

Als Meningitis-Erreger bei Erwachsenen *(Abb. 8)* sind nur vier Keimarten angegeben, von denen Neisseria meningitidis in dieser Serie neu ist. Auch hier sind altersabhängige Unterschiede der Erregerverteilung typisch: so dominieren vom Frühgeborenen bis zum Schulkind nacheinander Kolibakterien, Haemophilus influenzae und Meningokokken, während beim Erwachsenen Pneumokokken am häufigsten sind. Daß Indikationen wie Meningitis oder Endokarditis auch bei Einsatz von Fosfomycin in der Regel mit Kombinationen von Chemotherapeutika behandelt werden sollten, ist für den Kliniker wohl selbstverständlich.

Diese Serie von Abbildungen sollte einen Überblick über die Wirkungsmöglichkeiten von Fosfomycin geben. Einige wichtige Indikationen wurden mangels verwertbarer Häufigkeitsangaben der Erreger nicht berücksichtigt, z. B. Knocheninfektionen und Verbrennungen. Außerdem soll zur Klarstellung erwähnt werden, daß selbstverständlich auch Fosfomycin, wo immer möglich, nach dem Antibiogramm-Befund eingesetzt werden sollte.

In *Abb. 9* sind – jetzt unter Heranziehung der gesamten 3669 Stämme – die bisher berücksichtigten Keimarten und weitere in systematischer Reihenfolge angeordnet (gramnegative Stäbchen, grampositive und gramnegative Kokken). Der stärker hervorgehobene Teil des Bandes gibt bei jeder Keimart den Prozentsatz der Stämme an, die einen MHK-Wert bis einschließlich 16 µg/ml aufweisen und daher als sensibel zu bezeichnen sind. Der weniger stark hervorgehobene Teil entspricht den mäßig sensiblen Bakterienstämmen mit MHK-Werten von 32 und 64 µg/ml. Man sieht, daß mit der hohen Dosierung von 3 mal 5 g pro Tag bei den meisten Keimarten Anteile von 80 bis 100% der Stämme erfaßt werden, bei Mikrokokken 74%. Als Ausnahme ist erneut Proteus morganii erkennbar, der (ohne Befund einer Empfindlichkeitsprüfung) als resistent angesehen werden muß. Unter den Keimarten, die bei dieser Darstellung neu hinzugekommen sind, seien insbesondere Serratia, Proteus rettgeri, Providencia und Acinetobacter calcoaceticus erwähnt. .

Schließlich soll noch kurz auf die Fosfomycin-Empfindlichkeit solcher Bakterienstämme eingegangen werden, die gegen andere Chemotherapeutika resistent sind. Derartige Stammkollektive sind von ver-

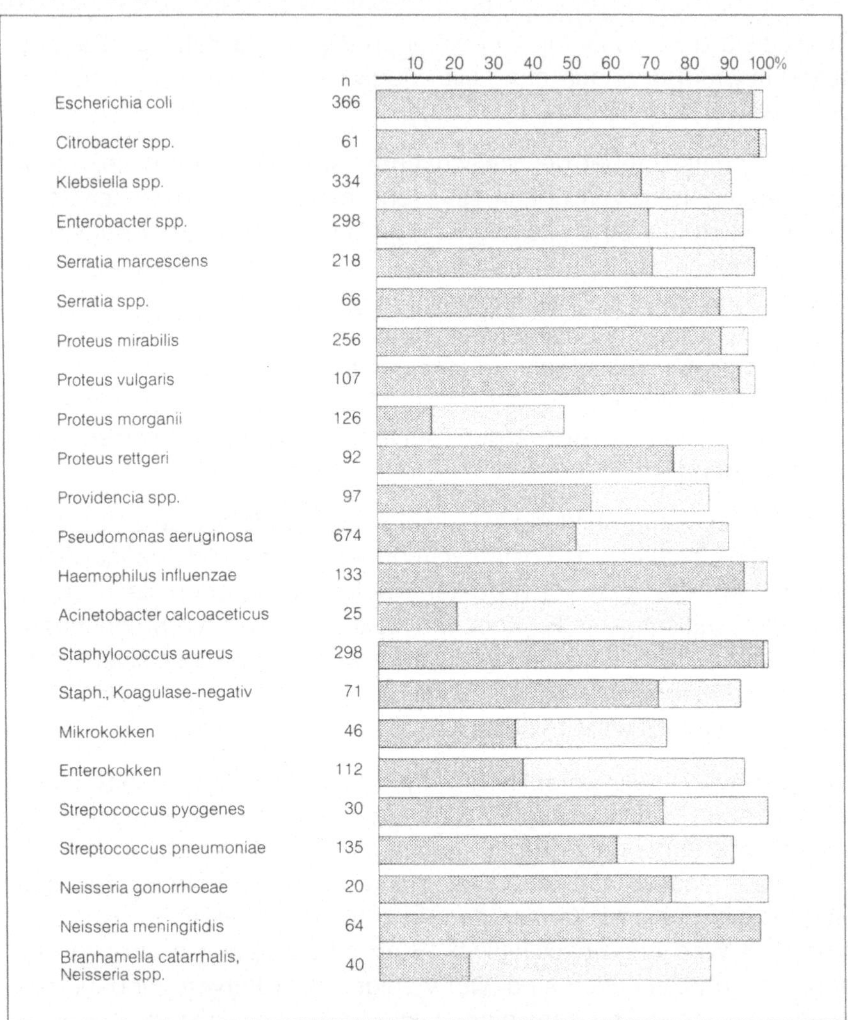

Abb. 9: Prozentualer Anteil der durch Fosfomycin bei einem MHK-Wert von höchstens 16 µg/ml gehemmten Bakterienstämme (sensibel, dunkler Teil der Balken) und der bei einem MHK-Wert von mehr als 16 bis höchstens 64 µg/ml gehemmten Bakterienstämme (mäßig sensibel, heller Teil der Balken) bei verschiedenen Arten von Krankheitserregern.

schiedenen Autoren bei den MHK-Bestimmungen herangezogen worden. So hat Naumann (15) *(Abb. 10)* Gentamicin-resistente Stämme von Escherichia coli, Klebsiella, Enterobacter und Pseudomonas sowie Penicillin G- und Oxacillin-resistente Staphylokokken untersucht. In der Abbildung werden jeweils die MHK-Werte des resistent-mäßig sensiblen Kollektivs und zum Vergleich des sensiblen Kollektivs in

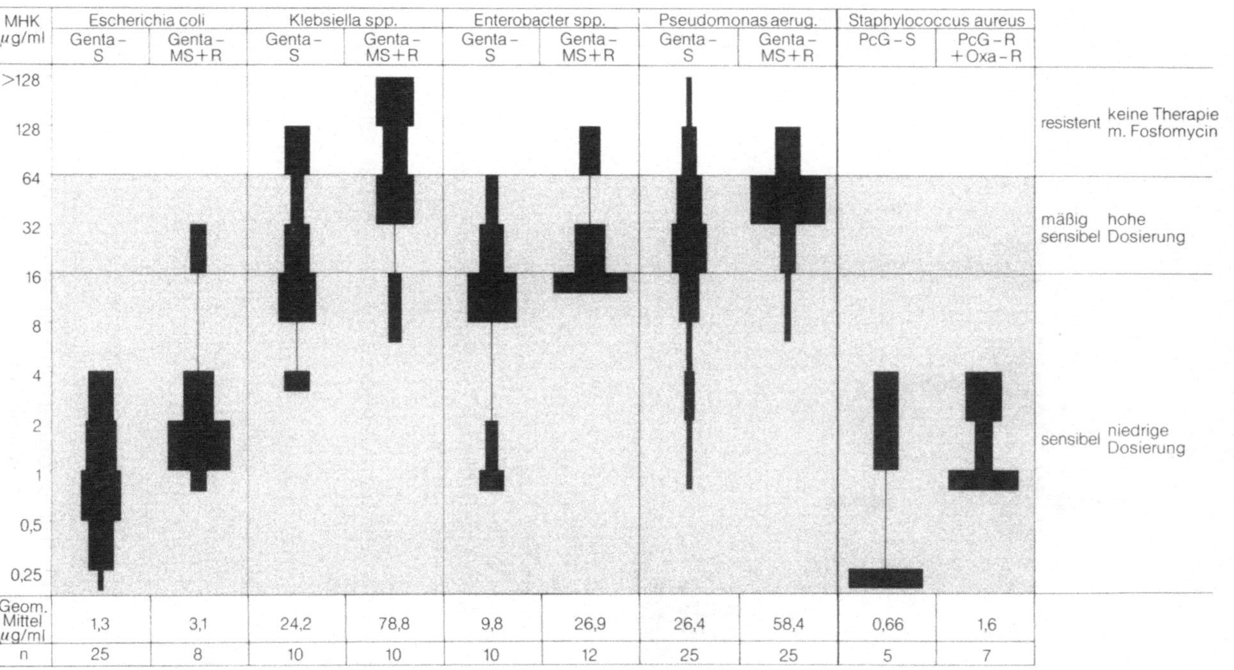

Abb. 10: Fosfomycin-Empfindlichkeit von Bakterienstämmen, die gegen andere Chemotherapeutika mäßig sensibel oder resistent sind, im Vergleich zu entsprechenden sensiblen Kollektiven. Untersuchungen von Naumann (15). S = sensibel, MS = mäßig sensibel, R = resistent. Genta = Gentamicin, PcG = Penicillin G, Oxa = Oxacillin.

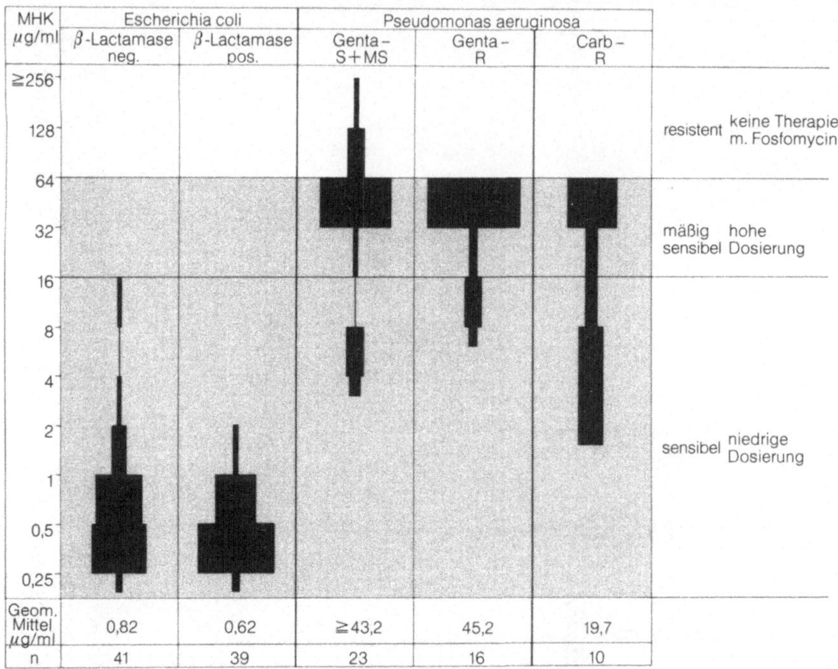

Abb. 11: Fosfomycin-Empfindlichkeit von Bakterienstämmen, die gegen andere Chemotherapeutika resistent sind, im Vergleich zu entsprechenden sensiblen oder mäßig sensiblen Kollektiven. Untersuchungen von Knothe (11). Carb = Carbenicillin.

Spindelform gegenübergestellt. Man erkennt, daß keine relevanten Unterschiede bestehen.

Noch einheitlicher sind die MHK-Werte, die Knothe (11) bei β-Lactamase-bildenden Kolibakterien, sowie Knothe (11) und Schassan (13, 19) bei Gentamicin-resistenten Pseudomonas-aeruginosa-Stämmen, jeweils beim Vergleich mit einem sensiblen Stammkollektiv, fanden *(Abb. 11 und 12)*. Es gibt also erwartungsgemäß keine Parallelresistenz zwischen Fosfomycin und anderen Chemotherapeutika. Infektionen durch solche, gegen andere Präparate resistente Erreger, auch multiresistente Stämme, stellen daher eine weitere Indikationsgruppe für die Chemotherapie mit Fosfomycin dar.

In *Abb. 13* sind die Ergebnisse der MHK-Bestimmungen von Werner et al. (23) und bei einigen wenigen Stämmen von uns (22) mit Fosfomycin bei anaeroben Mikroorganismen dargestellt. Bacteroides-Arten als wichtigste der gramnegativen Anaerobier-Spezies sind Fosfomycin-resistent, dagegen sind die geprüften grampositiven Anaerobier-

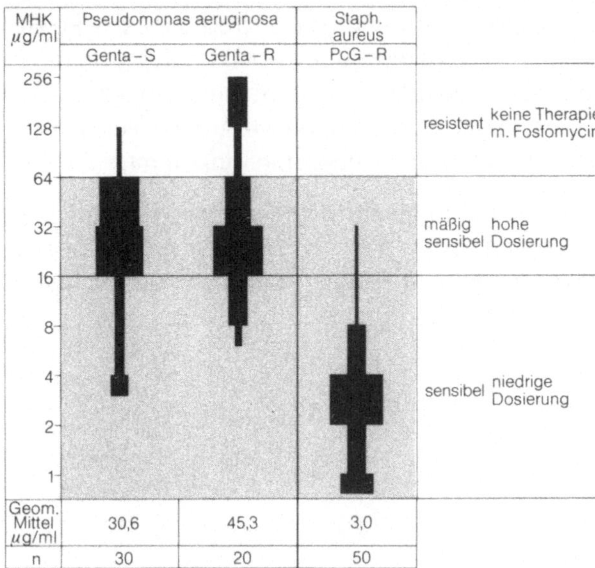

Abb. 12: Fosfomycin-Empfindlichkeit von Bakterienstämmen, die gegen andere Chemotherapeutika resistent sind, bei Pseudomonas aeruginosa im Vergleich zu einem entsprechenden sensiblen Kollektiv. Untersuchungen von Schassan (13, 19).

Keimart	Zahl der Stämme	Minimale Hemmkonzentration in µg/ml									
		0,5	1	2	4	8	16	32	>32	64	>64
Bacteroides spp.	15	1							10		4
Fusobacterium fusiforme	4	2			2						
Sphaerophorus spp.	8					1	2	1	4		
Veillonella spp.	1			1							
Peptococcus spp.	17		1	7	5	1	1	1	1		
Peptostreptococcus anaerobius	5	1					2	2			
Clostridium spp.	21				1	5	4	6		2	3

Abb. 13: MHK-Bestimmungen von Fosfomycin bei anaeroben Mikroorganismen. Bei einem Teil der Stämme wurde die Verdünnungsreihe nur bis zur Konzentration von 32 µg/ml angesetzt.

Spezies, insbesondere Peptococcus und Peptostreptococcus sowie weitgehend auch Clostridium, Fosfomycin-sensibel. Fosfomycin kann daher als Kombinationspartner für solche Chemotherapeutika eingesetzt werden, die vorwiegend gegen gramnegative Anaerobier wirken, wenn es auf eine breite Aktivität gegen Anaerobier ankommt.

Zusammengenommen zeigt Fosfomycin, insbesondere bei der Dosierung von 3 mal 5 g täglich, ein breites Wirkungsspektrum gegen die meisten aeroben und einen Teil der anaeroben pathogenen Keimarten.

Literatur

1. *Bartmann, K., R. Tarbuc:* In Vitro Activity of Fosfomycin against Haemophilus influenzae, Streptococcus pneumoniae and Neisseria Species. Infection *8* (1980) 217–218.
2. *Brooks, Geo. F., A. White:* Osteomyelitis. In: Hoeprich, P.D. (Ed.): Infectious Diseases 2nd Edition. Harper & Row, Hagerstown (1977) 1133–1141.
3. *Cardórniga, R., M. Diaz Fierros, T. Olay:* Pharmacokinetic Study of Fosfomycin and its Bioavailability. Chemotherapy *23* (Suppl. 1) (1977) 159–174.
4. *Daschner, F.:* Krankenhausinfektionen in einem Universitätsklinikum. Dtsch. med. Wschr. *106* (1981) 101–105.
5. *Flamm, H., A. Hirschl:* Bestimmung der minimalen Hemmkonzentration von Fosfomycin und K-Penicillin G bei Neisseria gonorrhoeae. Gutachten, Hygiene-Institut der Universität Wien, 1978.

6. *Flamm, H., M. Rotter, A. Hirschl:* Untersuchung der antibakteriellen Aktivität von Fosfomycin in vitro. Gutachten, Hygiene-Institut der Universität Wien, 1978.
7. *Foltz, E. L., H. Wallick, Ch. Rosenblum:* Pharmacodynamics of Phosphonomycin After Oral Administration in Man. Antimicrobial Agents and Chemotherapy - 1969, 322–326.
8. *Grimm, H.:* In Vitro Investigations with Fosfomycin on Mueller-Hinton Agar with and without Glucose-6-Phosphate. Infection *7* (1979) 256–259.
9. *Kirby, W. M. M.:* Pharmacokinetics of Fosfomycin. Chemotherapy *23* (Suppl. 1) (1977) 141–151.
10. *Knothe, H., D. Maroske, H. Wacha:* Bakteriologie von Gallenweginfektionen. In: Stille, W., R. Timmler (Eds.): Internationale Arbeitstagung Gallenweg-Infektionen, Friedrichsruhe 1976. Steinkopff Verlag, Darmstadt (1977) 34–42.
11. *Knothe, H.* (Zentrum der Hygiene, Klinikum der Universität Frankfurt): Persönliche Mitteilung, Dez. 1979.
12. *Knothe, H., G. A. Dette:* Antibiotika in der Klinik. Aesopus Verlag GmbH, Basel, München (1980).
13. *Lindenschmidt, E.-G., H.-H. Schassan:* Fosfomycin, ein neues Antibiotikum: In-vitro-Aktivität im Vergleich mit Mezlocillin, Cefuroxim und Gentamicin. Immun. Infekt. *8* (1980) 121–126.
14. *Lode, H.* (Klinikum Steglitz der Freien Universität Berlin): Persönliche Mitteilung, Jan. 1979.
15. *Naumann, P.* (Institut für Medizinische Mikrobiologie und Virologie, Universität Düsseldorf): Persönliche Mitteilung, Juli 1980.
16. *Naumann, P., H. Rosin, H.-J. Hagedorn:* Fortschritte auf dem Gebiet der Antibiotika. Deutsches Ärzteblatt *30* (1981) 1449–1456.
17. *Peters, G., F. Schumacher-Perdreau, G. Pulverer:* Vergleich der Staphylokokken- und Mikrokokken-Wirksamkeit von Fosfomycin, Oxacillin und Penicillin G. Dtsch. med. Wschr. *105* (1980) 1541–1543.
18. *Roser, H., C. Koser:* Die Resistenzsituation von Problemkeimen. Klinikarzt *9* (1980) 1015–1021.
19. *Schassan, H.-H.* (Institut für Medizinische Mikrobiologie und Immunologie der Universität Hamburg): Persönliche Mitteilung, Juli 1979.
20. *Stille, W.:* Pneumonien bei alten Menschen. In: Falck, I., R. Ferlinz, A. Hofstetter, H. Schönfeld (Eds.): Infektionen beim alten Menschen, Hahnenklee-Symposion, 1977. Roche, Basel (1977) 127–139.
21. *Ullmann, U., B. Lindemann:* In vitro Investigations on the Action of Fosfomycin Alone and in Combination with other Antibiotics on Pseudomonas aeruginosa and Serratia marcescens. Arzneimittel-Forsch./Drug Res. *30, II* (1980) 1247–1249.
22. *Vömel, W., U. Abshagen, G. Betzien, R. Haag, R. Hoffmann:* Zur Humanpharmakokinetik und antibakteriellen In-vitro-Aktivität von Fosfomycin. Krankenhausarzt *54* (1981) 771–790.
23. *Werner, H., C. Krasemann, R. Hammann, J. Ungerechts:* In-vitro-Untersuchungen über die kombinierte Einwirkung von Fosfomycin und Metronidazol auf Anaerobier. Therapiewoche *31* (1981) 5496–5500.

Empfindlichkeitsprüfung mit Fosfomycin im Blättchentest

R. Haag

In dem folgenden Beitrag wird eine Modellhierarchie entwickelt, wie sie wohl allgemein für antibakterielle Substanzen gilt. Dabei wird besonders auf den Blättchentest als Routineverfahren am Beispiel Fosfomycin eingegangen.

Die Brauchbarkeit eines antibakteriellen Agens muß sich prinzipiell im klinischen Alltag zeigen. Bei neu eingeführten oder neu einzuführenden Präparaten fehlt notwendigerweise die klinische Erfahrung, die dem Chemotherapeutikum seinen Stellenwert zuschreibt. Deshalb muß der Wert eines Chemotherapeutikums zunächst über die Wirkung an einem Modell festgestellt werden. Das Modell sollte möglichst gut die Besonderheiten simulieren, die bei der Humantherapie auftreten. Geeignet dazu ist die Untersuchung am Tier (Abb. 1, 2. Ebene). Die zu prüfenden Erreger vermehren sich dort in Gewebe oder Sekret, also in biologischen Medien, die eine dem Menschen vergleichbare biochemische Zusammensetzung haben. Zudem werden die Wirkstoffkonzentrationen der Substanz durch Elimination aus dem Tier mit der Zeit niedriger, so wie es - qualitativ gesehen - auch beim Menschen der Fall ist. Durch die Art der Infektion, die Wahl des Versuchstieres und die Art der Therapie können Tiermodelle für verschiedene klinische Situationen entwickelt werden.

Bei neu entwickelten Substanzen, die zu einer Substanzklasse gehören, über die bereits breite klinisch-bakteriologische Erfahrung vorliegt, kann angenommen werden, daß das dafür entwickelte Tiermodell auch für die neue Substanz gültig ist. Bei Vertretern einer neuen Wirkstoffklasse muß im Analogschluß auf ein solches Tiermodell zurückgegriffen werden.

Für Routineuntersuchungen sind jedoch solche Tierexperimente nicht verwendbar. Abgesehen von dem immensen Aufwand, den sie erfordern, stehen nicht beliebig viele Teststämme zur Verfügung, die ausreichend virulent sind. Es muß also eine praktikable Alternative für das Tiermodell gesucht werden. Als eine solche Alternative wurde die MHK-Bestimmung angesehen. Es handelt sich hier um einen sehr

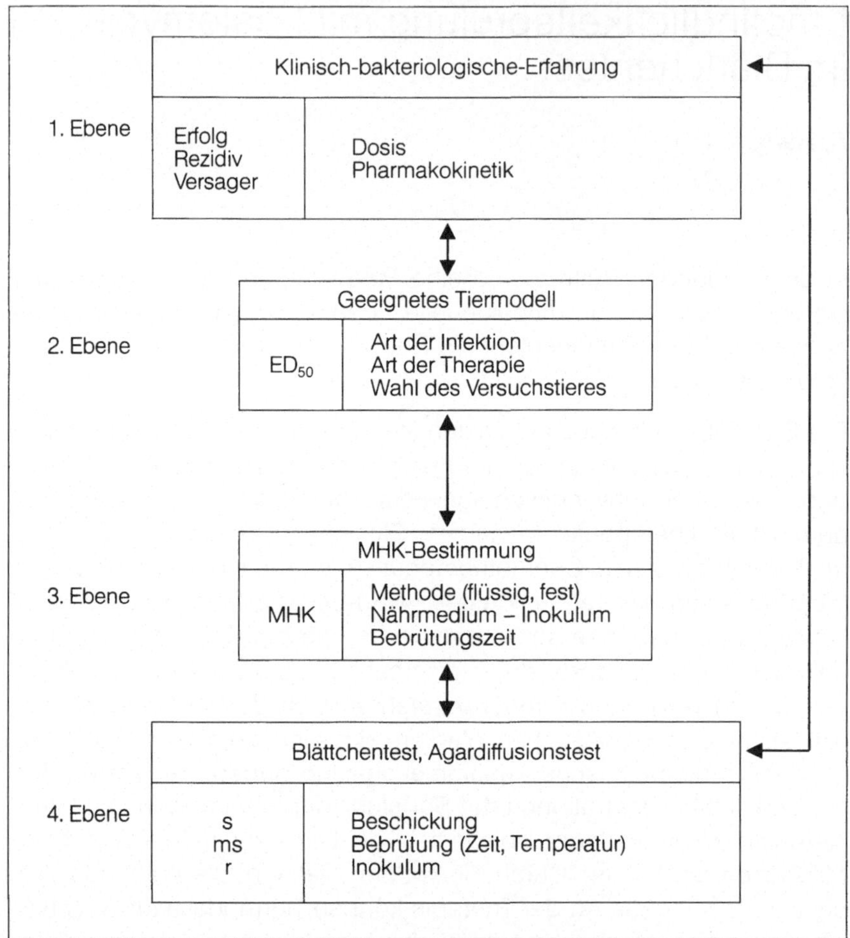

Abb. 1

großen Schritt, nämlich von den In-vivo-Verhältnissen zur In-vitro-Untersuchung. Für diese Vereinfachung werden mindestens zwei wichtige physiologische Parameter geopfert. Zum einen wird die Pharmakokinetik des Chemotherapeutikums vernachlässigt. Allerdings gibt es erste experimentelle Ansätze, diese Parameter auch in vitro zu simulieren. Die zweite Änderung besteht darin, daß das biologische Vermehrungsmilieu durch halbsynthetische Nährböden ersetzt wird. Auch hier gibt es Anstrengungen, »physiologische In-vitro-Medien« wie Urin, Serum, Galle etc. zu verwenden. Dies ist ein Schritt in die richtige Richtung, aber noch problematisch, wie die in vitro sehr viel schnellere Zersetzung von Sekreten und des Serums zeigt und wie auch aus der bekannten Diskussion über die Zusammensetzung interstitieller Flüssigkeit zu entnehmen ist. Noch deutlicher zeigt sich die angesprochene Problematik darin, daß manche Mykobakterien, Treponemen und andere Erreger in vitro noch nicht einmal vermehrt, geschweige denn auf Empfindlichkeit geprüft werden können.

Bei Substanzen mit Nährboden-abhängigen MHK-Werten muß nun eine Methode entwickelt werden, die mit dem nächsthöheren Modell - also dem Tierversuch - möglichst gut korreliert. Prinzipiell kann die minimale Hemmkonzentration beeinflußt werden durch die Art des Nährmediums, seine Konsistenz - also flüssig oder fest -, durch das Inokulum, die Bebrütungszeit und die Bebrütungstemperatur. Durch verschiedene nationale und internationale Empfehlungen zur Standardisierung der MHK-Bestimmung ist jedoch nur noch die Wahl offen zwischen flüssigem und festem Nährmedium sowie seiner Zusammensetzung - wobei jedoch Mueller-Hinton-Nährmedium als Referenz gilt.

Infektionserreger	Stamm-Nr.	Fosfomycin ED_{50} in mg/kg	Konfidenzintervall
Escherichia coli	108	4,5	3,6 - 5,4
	254	2,2	0,99- 2,8
	513	7,5	4,4 -11,4
	601	37	32 -42
	2480	3,6	2,8 - 4,6
Klebsiella pneumoniae	509	14	7,2 -20
	2219	37	27 -47
	2234	62	28 -91
Enterobacter cloacae	2312	9,7	8,0 -12,1
	2316	3,7	2,8 - 4,8
Serratia sp.	602	64	43 -90
Serratia marcescens	2016	27	8,5 -43
Proteus mirabilis	514	0,77	0,52- 0,98
Pseudomonas aeruginosa	581	19	14 -25
	595	8,3	6,3 -10,4
Staphylococcus aureus	109	9,5	7,0 -12,2
	511	5,7	3,8 - 7,6

Tabelle 1: Aus R. Haag et al., Immun. Infekt. 9, 177–182 (1981)

Die Korrelation zwischen den gemessenen ED 50-Werten und der minimalen Hemmkonzentration wurde bei Fosfomycin auf folgende Art untersucht: Mäuse wurden mit einer letalen Dosis von verschiedenen Erregern infiziert, deren MHK-Werte auf einer Reihe der gebräuchlichen Nährböden bekannt waren. Unmittelbar nach der Infektion wurden die Tiere mit um den Faktor 0,5 abgestuften Konzentrationen von Fosfomycin therapiert. Aus dem die 10tägige Beobachtungszeit bei jeder Therapiegruppe überlebenden Prozentsatz wurde dann die Dosis berechnet, die 50% der Tiere die normalerweise tödliche Infektion überleben ließ (Tab. 1). Diese ED 50 ist also in der Lage, eine tödliche Infektion zu kontrollieren. Die mit dieser Dosis erzielten Spiegel sind somit im Tier antibakteriell wirksam. Da die nach 15 Minuten auftretenden Spitzenspiegel im Serum der Maus in dem geprüften Bereich direkt proportional der verabreichten Dosis sind, können wir durch Interpolation die Spitzenspiegel einer jeden ED 50 berechnen. Diese Serum-Spitzenspiegel stellen eine obere Grenze für rationale MHK-Werte dar. Eine MHK, die über dem mit der ED 50 gegen diesen Erreger erzielbaren Serum-Spitzenspiegel liegt, würde keine therapeutische Wirkung erwarten lassen. Zu berücksichtigen ist dabei noch, daß die Konzentration von Fosfomycin am Ort der Infektion eher niedriger ist als der Serumspiegel.

Infektionserreger		ED_{50}	C_{15}	Mueller-Hinton Agar		Mueller-Hinton Bouillon		DST Agar		Iso-Sensitest Agar	
		mg/kg	µg/ml	+G6P	–	+G6P	–	+G6P	–	+G6P	–
E. coli	(108)	4,5	6,2	0,5	16	8	32–256	2	64	2	32
	(254)	2,2	3,0	0,5	16	2– 16	64	2	64	2	64
	(513)	7,5	10,3	0,5	8	1– 2	32	2	64	1	32
	(601)	37	50,7	0,5	32	2– 32	128–256	2	128	1	128
	(2480)	3,6	4,9	0,5	32	2– 4	128	1	128	1	64
K. pneumoniae	(509)	14	19,2	4	128	32– 64	256–512	16	512	16	512
	(2219)	37	50,7	64	64	64–>2048	512	512	512	512	512
	(2234)	62	85,0	1	64	8– 16	128–512	8	128	8	128
E. cloacae	(2312)	9,7	13,3	0,5	4	2– 4	128	2	64	2	32
	(2316)	3,7	5,1	0,5	4	2	128	2	64	2	64
Serratia sp.	(602)	64	87,8	4	8	8	16–128	32	32	16	32
S. marcescens	(2016)	27	37,0	2	2	4– 32	64	2	2	8	8
P. mirabilis	(514)	0,77	1,1	0,5	0,5	32–128	64	1	2	2	2
P. aeruginosa	(581)	19	26,1	4	4	8–512	16–256	16	16	8	8
	(595)	8,3	11,4	8	4	16–512	64–512				
S. aureus	(109)	9,5	13,0	0,25	4	2– 8	16	16	32	32	32
	(511)	5,7	7,8	0,125	2	0,5– 2	4	4	16	2	16
Rangkorrelationskoeffizient nach Spearman				0,6254	0,3408	nicht berechnet		0,6878	0,2157	0,5220	0,2688

Tabelle 2: Aus R. Haag et al., Immun. Infekt. 9, 177–182 (1981)

In der Tabelle 2 werden die ED 50-Werte und die daraus berechneten Serum-Spitzenspiegel nach 15 Minuten den MHK-Werten, die auf verschiedenen Nährmedien bestimmt wurden, gegenübergestellt. Vergleicht man nun die Höhe der MHK-Werte mit den Serum-Spitzenspiegeln, dann stellt man fest, daß sämtliche Nährmedien ohne Glucose-6-phosphat-Zusatz zu hohe MHK-Werte liefern. Die beste Übereinstimmung zeigt Mueller-Hinton-Agar mit Glucose-6-phosphat in einer Endkonzentration von 25 µg/ml. Auch eine Untersuchung der Rangkorrelation zwischen Spitzenspiegeln und der minimalen Hemmkonzentration zeigt, daß die Reihenfolge der Empfindlichkeit in der MHK-Bestimmung mit der Therapierbarkeit im Tiermodell besser korreliert, wenn Glucose-6-phosphat zugegeben wurde. Der Zusammenhang der MHK als nachgeordnetem Modell mit dem Tiermodell ist also derart, daß von der auf Mueller-Hinton-Agar in Gegenwart von Glucose-6-phosphat bestimmten minimalen Hemmkonzentration auf den therapeutischen Effekt von Fosfomycin an der mit dem betreffenden Erreger infizierten Maus geschlossen werden kann. Eine absolute Korrelation kann erfahrungsgemäß bei Chemotherapeutika nicht erwartet werden. Wahrscheinlich spielt die unterschiedliche Virulenz der einzelnen Erreger sowie die unterschiedliche Pharmakodynamik eine Rolle.

Die Bestimmung der minimalen Hemmkonzentration ist für das Routinelabor meistens zu aufwendig. So wird auch hier ein nachgeordnetes Modell in der Routine verwendet, nämlich der Blättchentest. Die Übereinstimmung der Aussage des Blättchentests mit den Ergebnissen der MHK-Bestimmung wird in erster Linie durch den Korrelationskoeffizienten der Regressionsanalyse ausgedrückt. Der optimale Blättchentest muß einen möglichst hohen Korrelationskoeffizienten zur MHK-Bestimmung aufweisen. Bei Substanzen, die eine Nährboden-abhängige In-vitro-Wirkung zeigen, wie Fosfomycin, muß dementsprechend für *jeden* Agar ein Testblättchen mit spezieller Beschikkung entwickelt oder aber *ein* Testblättchen mit verschiedenen Grenzhemmhofdurchmessern für jeden einzelnen Nährboden verwendet werden. Andere Parameter, die das Ergebnis des Blättchentests beeinflussen, wie Inokulumsgröße, Bebrütungszeit und Bebrütungstemperatur, können wegen nationaler und internationaler Standardisierungsbemühungen nicht frei gewählt werden. Es bleibt für Fosfomycin also nur die Suche nach einer optimalen Beschickung.

Die Abb. 2 zeigt Hemmhöfe, die bei jeweils dem gleichen Keim mit dem gleichen Inokulum um das gleiche Testblättchen auf vier ver-

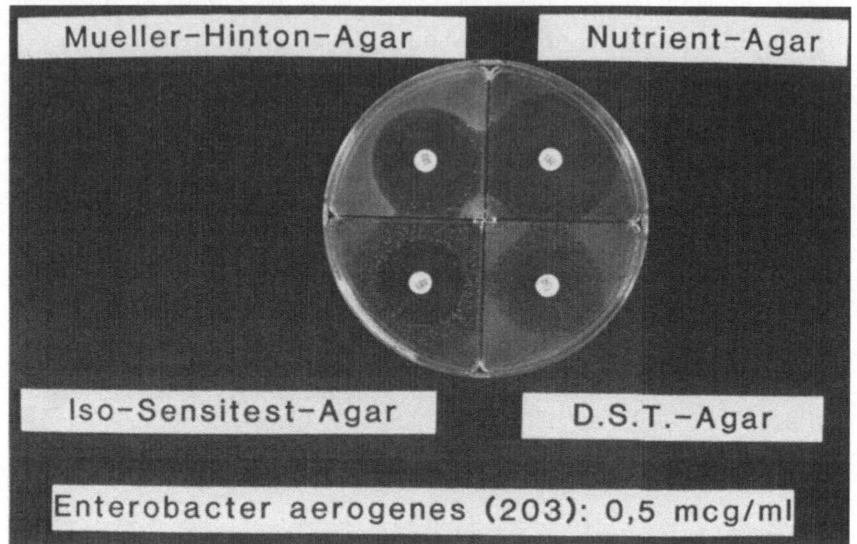

Abb. 2

schiedenen Agarsorten ausgebildet werden. Dabei zeigt sich, daß die Hemmhofdurchmesser in Abhängigkeit vom Nährmedium stark variieren können. Gleichzeitig wird deutlich, daß das Auftreten einzeln stehender Kolonien im Hemmhof vom Nährmedium abhängig ist. Besonders auf Nutrient-Agar, aber auch auf Mueller-Hinton-Agar treten diese einzeln stehenden Kolonien weit seltener auf als auf Iso-Sensitest- oder DST-Agar. Die Häufigkeit des Auftretens der Einzelkolonien im Hemmhof von Fosfomycin ist also direkt abhängig vom verwendeten Nährmedium. Da keines der untersuchten Medien dem Vermehrungsmilieu in vivo entspricht, kann von der Seite des Mikrobiologen nichts darüber ausgesagt werden, ob diesen Einzelkolonien entsprechende Subpopulationen unter der Fosfomycintherapie in vivo auftreten oder nicht.

Eine Ursache für die vom Nährmedium abhängige Fosfomycinwirkung ist sicher die unterschiedliche Konzentration von Glucose und anorganischem Phosphat in den verschiedenen Nährböden (Tab. 3). Beide Substanzen antagonisieren die Wirkung von Fosfomycin über die Blockierung von Transportwegen (3, 4, 6). Dies äußert sich auch in den höheren MHK-Werten bei DST- und Iso-Sensitest-Agar.

Wie bereits erwähnt, treten bei bestimmten Nährmedien und bestimmten Bakterienstämmen Einzelkolonien im Hemmhof auf. Die Frequenz des Auftretens wird stark durch das verwendete Inokulum

	Glucose (mg/ml)	anorg. Phosphat (mg/ml)
Serum	0,8 -0,9[1]	0,026 -0,042[1]
Urin	0,016 -0,132[1]	0,8 -2[1]
Nutrient-Agar (Oxoid)	-	0,125[2]
Mueller-Hinton-Agar	-	0,15[3] -0,4[4]
DST-Agar (Oxoid)	2,00[2]	2,00[2] -2,4[4]
Iso-Sensitest-Agar (Oxoid)	2,00[2]	2,00[2]

Tabelle 3: [1]) Documenta Geigy (2), [2]) Oxoid (5), [3]) Costin (1), [4]) Hirschl et al. (3)

bestimmt (Abb. 3). Je dichter das Inokulum ist, desto häufiger treten diese Kolonien auf. Als Grenzen der Hemmhöfe gelten – entsprechend DIN 58940 – die Ränder des deutlich in der Koloniegröße reduzierten Wachstums. Allerdings muß die Zahl der im gemessenen Hemmhof tolerierten Einzelkolonien in Abhängigkeit vom verwendeten Nährboden gesehen werden. So sind bei DST- und Iso-Sensitest-Agar mehr Kolonien zu tolerieren als bei Mueller-Hinton- oder gar bei Nutrient-Agar. Über eine eventuelle klinische Bedeutung kann – wie oben bereits erwähnt – vom Bakteriologen keine Aussage gemacht werden.

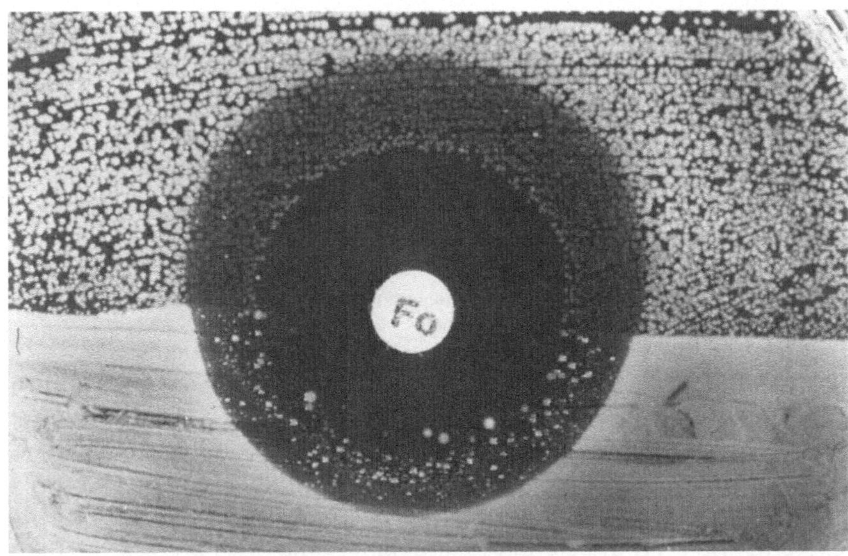

Abb. 3

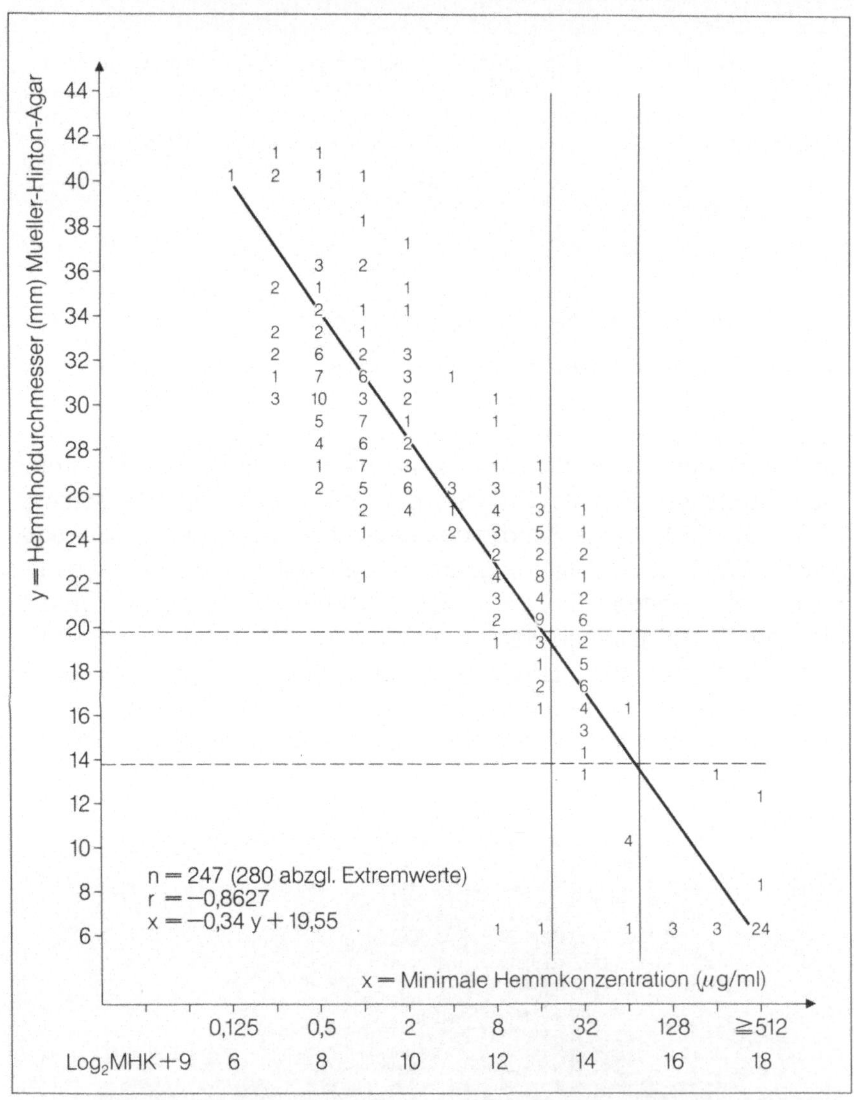

Abb. 4a: Regressionsanalyse von Fosfomycin auf Mueller-Hinton-Agar (7). 280 Stämme aus 14 verschiedenen Spezies (Enterobacteriaceae und grampositive Kokken).

Die Abb. 4 zeigt die Regressionsanalysen auf Mueller-Hinton-Agar (7). Aufgrund der Verteilung der Wertepaare für Pseudomonas aeruginosa wurde für diese Spezies eine gesonderte Regressionsanalyse durchgeführt. Es ist zu erwarten, daß aufgrund der steileren Regressionsgeraden die Auswertung mit einem gemeinsamen Grenzhemmhofdurchmesser bei Pseudomonas aeruginosa im Bereich des obe-

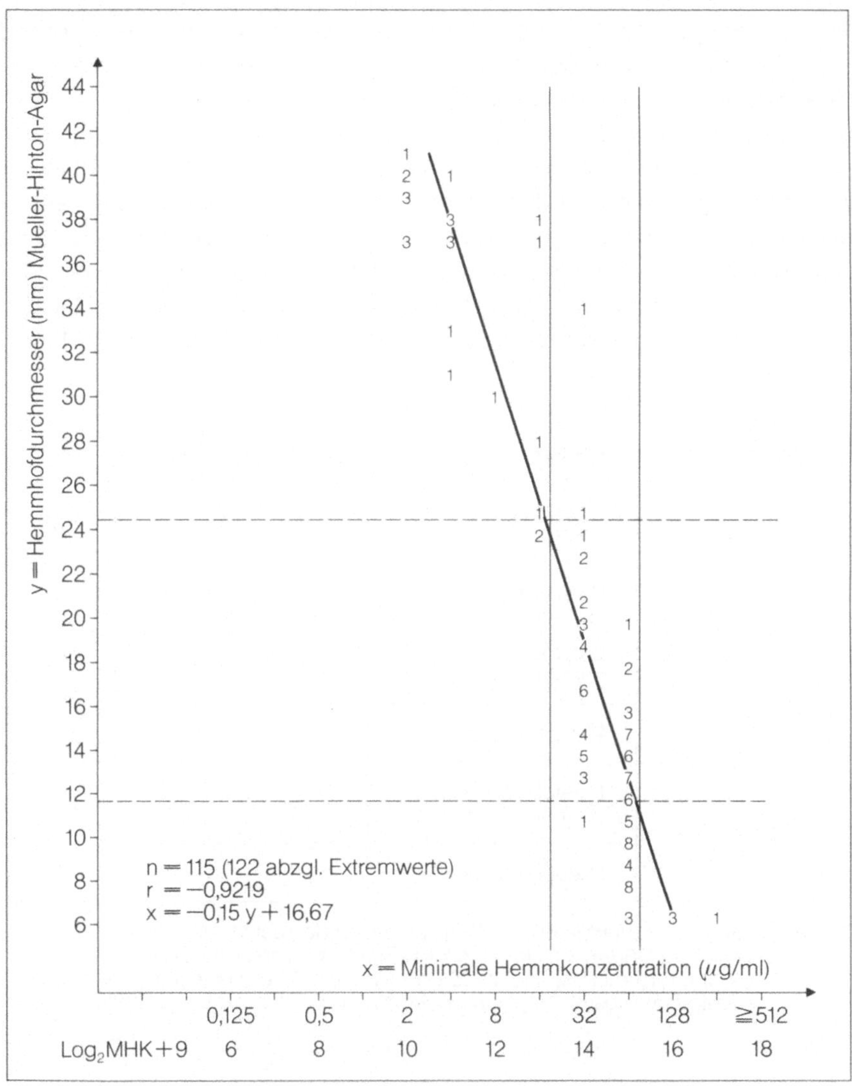

Abb. 4b: Regressionsanalyse von Fosfomycin auf Mueller-Hinton-Agar (7).
122 Pseudomonas aeruginosa-Stämme.

ren break-point zu einer beträchtlichen Fehlbeurteilung führen würde. Die Empfindlichkeit der anderen untersuchten Spezies kann beim Zugrundelegen eines gemeinsamen Grenzhemmhofdurchmessers mit genügender Sicherheit vorhergesagt werden.

Für DST- und Iso-Sensitest-Agar sind entsprechende Regressionsanalysen durchgeführt worden. Auch hier wurde wegen der steileren

Regressionsgeraden für Pseudomonas aeruginosa ein spezifischer Grenzhemmhofdurchmesser für diese Spezies bestimmt. In der Tabelle 4 sind die aus den jeweiligen Regressionsanalysen gewonnenen Grenzhemmhofdurchmesser angegeben. Die Praxis zeigte, daß selbst bei gut standardisierter Durchführung des Blättchentests - wahrscheinlich aufgrund der steilen Regressionsgeraden - bei Pseudomonas aeruginosa ein beträchtlicher Anteil als resistent beurteilt wird, obwohl die MHK diese Stämme als mäßig empfindlich ausweist. Bei solchen Pseudomonas aeruginosa-Stämmen sollte eine MHK-Bestimmung zur genaueren Empfindlichkeitsbeurteilung durchgeführt werden.

Agar	Keimart	r	ms	s
Mueller-Hinton (50/50)	Enterobacteriaceae + grampositive Kokken	<14	14-<20	≧20
	Pseudomonas	<12	12-<25	≧25
DST (200/20)	Enterobacteriaceae + grampositive Kokken	<10	10-<18	≧18
	Pseudomonas	<16	16-<29	≧29
Iso-Sensitest (120/180)	Enterobacteriaceae + grampositive Kokken	<15	15-<24	≧24
	Pseudomonas	<11	11-<25	≧25

Tabelle 4: Grenzhemmhofdurchmesser entsprechend den auf Mueller-Hinton-Agar mit 25 µg G6P/ml bestimmten MHK-Bereichen von ≦16 µg/ml (s), 32-≦64 µg/ml (ms) und ≧128 µg/ml (r) beim Blättchentest mit drei medienspezifischen Testblättchen (µg Fosfomycin/µg Glucose-6-phosphat).

Die Nährmedien-abhängige Wirkung von Fosfomycin und die Verwendung verschiedener Nährmedien in den einzelnen klinischen Labors verlangt die Entwicklung von spezifischen Testblättchen, die für die einzelnen gebräuchlichen Nährmedien geeignet sind. Die bisher gefundene gute Übereinstimmung zwischen den Ergebnissen des Blättchentests und der Therapierbarkeit des entsprechenden Erregers erlaubt uns den Schluß vom niedrigstrangigen Modell - nämlich dem Blättchentest - zum klinischen Ansprechen einer Fosfomycin-Therapie, soweit dies mit dem Blättchentest überhaupt möglich ist. Damit ist der Ring in dieser Modellhierarchie geschlossen.

Literatur

1. *Costin, I. D.:* (E. Merck, Darmstadt). Persönliche Mitteilung (1978).
2. *Diem, K., C. Lentner, (Red.):* Documenta Geigy, Wissenschaftliche Tabellen. 7. Ausg. Thieme, Stuttgart 1975. S. 559, 601, 659, 669.
3. *Hirschl, A., M. Rotter, H. Maruna:* Untersuchungen über die antibakterielle Aktivität von Fosfomycin auf DST-Agar. Zentralbl. Bakt. Hyg., I. Abt., Orig. A *242* (1978) 537.
4. *Hendlin, D. et al.:* Phosphonomycin, a new antibiotic produced by strains of Streptomyces. Science *166* (1969) 122.
5. *Oxoid:* Handbuch der Oxoid-Erzeugnisse für mikrobiologische Zwecke. 3. Aufl. Oxoid, Wesel (1977).
6. *Zimmerman, S. B. et al.:* Phosphonomycin. IV. Susceptibility testing method and survey. Antimicrob. Ag. Chemother. 1969 (1970) 303.
7. *Grimm, H., R. Haag:* Empfindlichkeitsprüfung mit Fosfomycin im Agardiffusionstest auf Mueller-Hinton-Agar. Immun. Infekt., im Druck, *10* (1982).

Empfindlichkeitsprüfung mit dem Micur®-Testsystem

L. Wieczorek

In neuerer Zeit gewinnen miniaturisierte Testsysteme zur Sensibilitätsbestimmung bakterieller Krankheitserreger immer mehr an Bedeutung. Die neuen Testsysteme Micur®-ST und Micur®-RST von Boehringer Mannheim stellen Titerplatten dar, die mit Antibiotika beschickt sind und eine schnelle, standardisierte Resistenzbestimmung begünstigen.

Die folgenden Ausführungen behandeln experimentelle Möglichkeiten zur Durchführung von Resistenzbestimmungen und im besonderen die Leistungsfähigkeit der neuen Produkte Micur®-ST und Micur®-RST.

Eine Bestandsaufnahme zur Situation der Resistenzbestimmung im mikrobiologischen Laboratorium zeigt, daß von den drei empfohlenen Testmethoden – den quantitativen Dilutionstests im Agar oder in Bouillon als Referenzmethoden sowie dem Agardiffusionstest als indirekte MHK-Bestimmung – sich der Blättchentest bisher als die Methode der Wahl für die Routine erwiesen hat. Dieser Stellenwert des Blättchentests beruht hauptsächlich darauf, daß er als einzige praktikable Methode in den täglichen Verfahrensablauf eines mikrobiologisch-diagnostischen Laboratoriums eingebaut werden konnte.

Auf den ersten Blick erscheint der Agardiffusionstest in der Tat als einfache und wenig aufwendige Methode für die Routine geeignet. Listet man nun einmal die Faktoren auf, die die Ausbildung eines Hemmhofes beeinflussen, so haben die strengen Forderungen nach einer Standardisierung, wie sie in den Festlegungen und Empfehlungen des Deutschen Instituts für Normung oder der NCCLS für die USA ausgedrückt werden, ihre unbedingte Berechtigung (1, 2). Eine derartige Auflistung von Faktoren, die einen wesentlichen Einfluß auf die Ausbildung eines Hemmhofes um ein Testblättchen ausüben können, ist in Tabelle 1 dargestellt.

Grundsätzlich ist die Zusammensetzung des Mediums von großer Bedeutung; dies gilt natürlich auch für MHK-Bestimmungen im Agar und in der Bouillon.

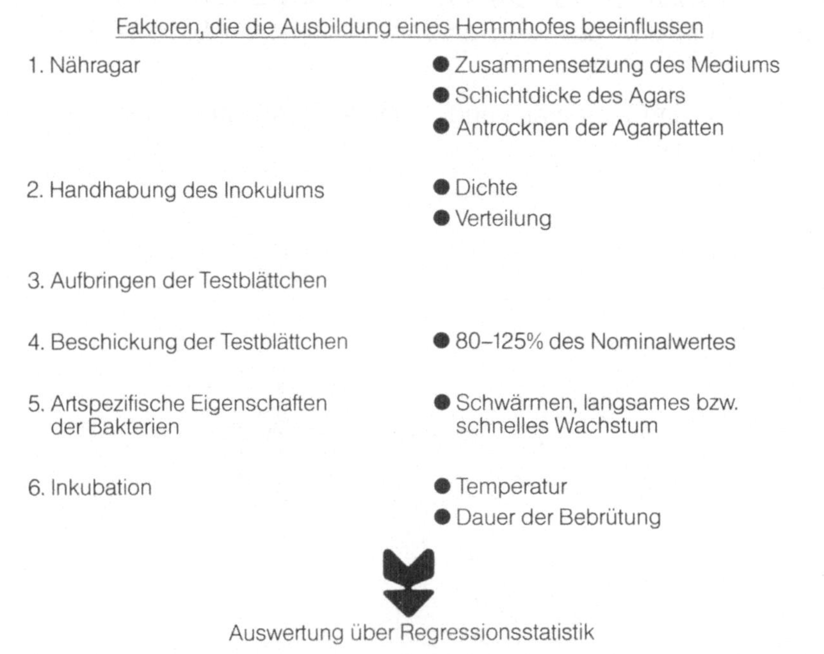

Faktoren, die die Ausbildung eines Hemmhofes beeinflussen

1. Nähragar	● Zusammensetzung des Mediums ● Schichtdicke des Agars ● Antrocknen der Agarplatten
2. Handhabung des Inokulums	● Dichte ● Verteilung
3. Aufbringen der Testblättchen	
4. Beschickung der Testblättchen	● 80–125% des Nominalwertes
5. Artspezifische Eigenschaften der Bakterien	● Schwärmen, langsames bzw. schnelles Wachstum
6. Inkubation	● Temperatur ● Dauer der Bebrütung

Auswertung über Regressionsstatistik

Tabelle 1

Die im Agardiffusionstest verwendeten Nähragarplatten müssen eine definierte Schichtdicke des Agars besitzen und dürfen auf der Oberfläche keine überschüssige Feuchtigkeit haben. Eine weitere signifikante Variable stellt die Inokulumsdichte dar, auch unter dem Aspekt der Verteilung des Impfgutes auf der Agaroberfläche. Selbst das einfache Auflegen der Testblättchen auf die beimpften Agarplatten, heute in der Regel mit Hilfe eines Disc-Dispensers durchgeführt, muß überprüft werden; es hat sich oftmals gezeigt, daß die Testblättchen keinen einheitlichen Kontakt mit der Agar-Oberfläche haben und ein nachträgliches Andrücken notwendig ist.

Laut DIN-Richtlinien sollte der Wirkstoffgehalt von Testblättchen den Bereich von 80–125% vom Nominalwert umfassen; aber gerade labile Substanzen, wie z.B. das Ampicillin, lassen sich schlecht oder gar nicht auf Papier als Wirkstoffträger stabilisieren; Wiedemann und Klaus berichten über Schwankungsbreiten von 0–165% für das Ampicillin (3, 4).

Im weiteren wird die Ausbildung eines Hemmhofes durch die artspezifischen Wachstumseigenschaften der Bakterien beeinflußt; besonders erwähnenswert ist hier das Phänomen des Schwärmens mancher Proteusarten und das langsame Wachstum von Streptokokken auf Mueller-Hinton-Agar.

Schließlich sind Temperatur und Dauer der Bebrütung als Einflußgrößen von Bedeutung.

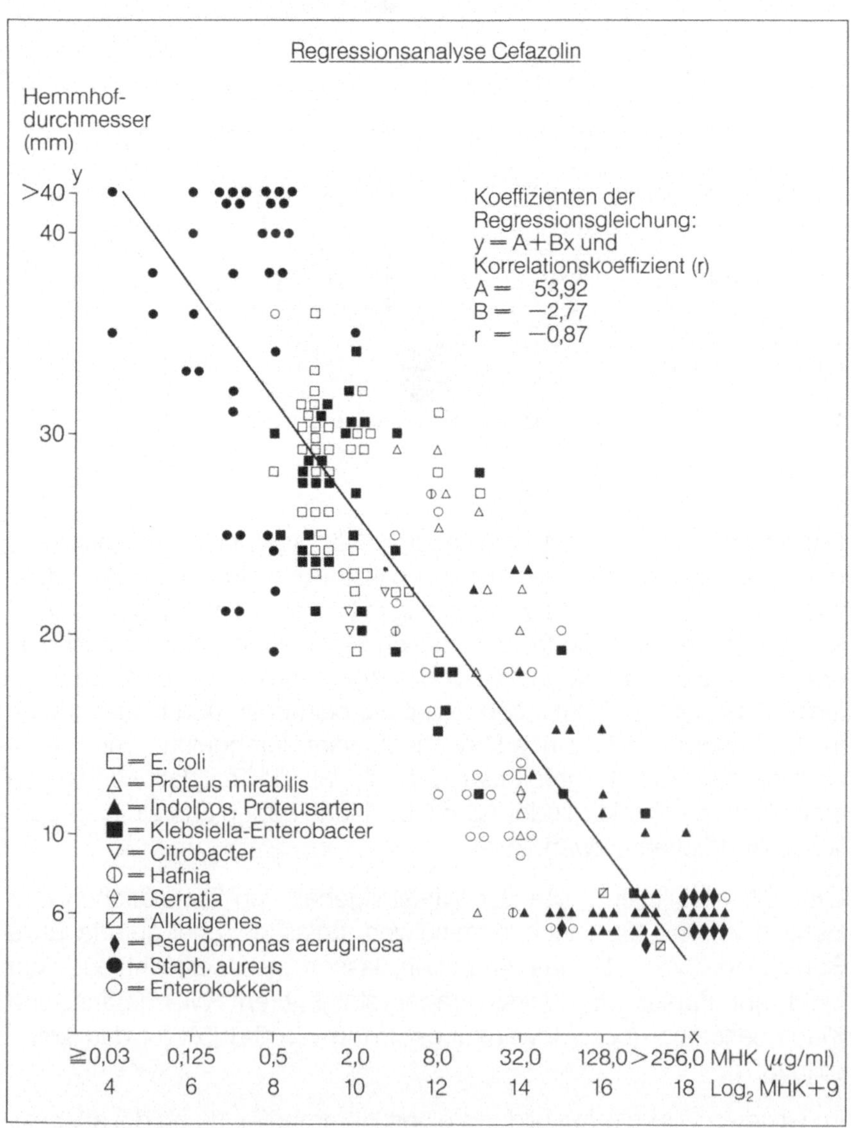

Abb. 1.: G. Linzenmeier, Infection 2 (1974) Suppl. 1

Als Maß der Empfindlichkeit eines getesteten Bakteriums gilt der Hemmhofdurchmesser, der zur minimalen Hemmkonzentration (MHK) in Beziehung gesetzt wird und somit den Agardiffusionstest auf die Stufe einer indirekten MHK-Methode stellt.

Die Wertepaare Hemmhofdurchmesser/Logarithmus der MHK werden einer linearen Regressionsanalyse unterzogen, die über die Testung einer repräsentativen Anzahl von mehreren Bakterienspezies durchgeführt wird.

Auf der Abbildung 1 ist am Beispiel von Cefazolin die an einem Kollektiv von 11 Bakteriengattungen ermittelte Regressionsgerade dargestellt. Trotz eines hohen Korrelationskoeffizienten von ca. 0,9 geht die Bewertung des individuellen Resistenzverhaltens einer Bakterienspezies bei dieser Art von Auswertung verloren und bietet bisweilen die Möglichkeit von Fehlklassifikationen. Würde in diesem Beispiel nur ein Kollektiv von Staphylokokken in Rechnung gezogen werden, so läge eine Regressionsgerade mit anderem mathematischem Ausdruck vor.

Weitaus schwerwiegender sind die folgenden Abweichungen zu werten, die in Abbildung 2 dargestellt sind; hier wird am Beispiel der Regressionsstatistik mit der Substanz Cefotaxim ganz deutlich, wie wenig die biologische Varianz von Bakterien in diese Art der Auswertung ein-

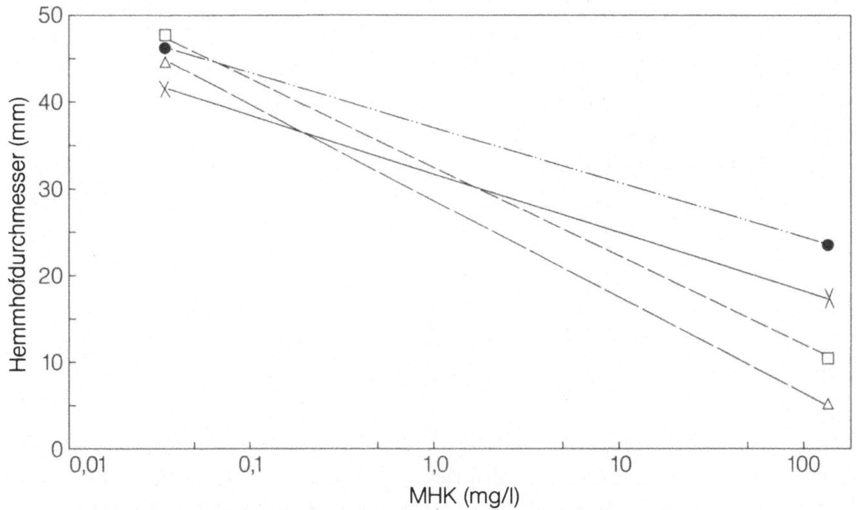

Abb. 2: Regressionsgeraden verschiedener Untersucher.
Nach H. Knothe, Journal of Antimicrobial Chemotherapy, (1980) 6, Suppl. A, 31

geht, und vor allem, wie wenig vergleichbar und reproduzierbar der Agardiffusionstest unter den teilnehmenden Laboratorien ist. Die getrennt voneinander an verschiedenen Bakterienkollektiven ermittelten Regressionsgeraden in 4 Laboratorien ergeben für einen Hemmhofdurchmesser von ca. 30 mm die Kategorisierungen sensibel bis resistent. Der Autor der Veröffentlichung warnt deshalb auch vor der Verwendung von Regressionsgeraden dieser Art (5). In der Regel werden nun bei Einführung eines neuen Chemotherapeutikums die Regressionsanalysen des Herstellers allgemein für die Auswertung des Agardiffusionstests übernommen.

Als Zusammenfassung dieser Bestandsaufnahme muß man feststellen, daß es trotz zahlreicher Bemühungen bisher nicht gelungen ist, den Agardiffusionstest in der vom Bakteriologen gewünschten Art und Weise zu standardisieren (6, 7, 8). Es stellt sich daher die Frage: Ist es überhaupt möglich, den Agardiffusionstest für die Bedingungen im Routinelabor vergleichbar und reproduzierbar zu standardisieren?

Auf der anderen Seite erhebt sich genauso die Frage, ob nicht ein Einsatz des präziseren und reproduzierbaren Reihenverdünnungstests (RVT) in Form der quantitativen Agar- oder Bouillon-Dilutionsmethode für die Routine doch möglich ist? Bisher scheitern alle Versuche an dem hohen Aufwand zur Testvorbereitung, angefangen von der Einwaage der Antibiotika bis zum Lösen und Abfüllen der Reagenzien in Röhrchen oder Petrischalen. Darüber hinaus erfordert der quantitative Dilutionstest ebenfalls eine intensive Qualitätskontrolle. Dies ist unter den bisherigen Gegebenheiten im mikrobiologischen Labor, wo täglich eine Vielzahl von Tests durchgeführt werden, nicht möglich gewesen. Die dargestellten Schwierigkeiten haben im Hause Boehringer Mannheim zu intensiven Entwicklungsarbeiten geführt, um diese Problematik zu überwinden.

Als Lösungsmöglichkeit bietet sich das Micur®-System zur Sensibilitätsbestimmung an. Micur®-RST und Micur®-ST repräsentieren die Bouillon-Dilutionsmethode im Mikromaßstab.

Micur®-RST, Reihensensibilitätstest, enthält in vorgefertigten Mikrotiterplatten 12 Antibiotika getrocknet in jeweils 7 Konzentrationsstufen und ermöglicht eine MHK-Bestimmung. Die aktuelle Antibiotikakonzentration wird nach Zugabe von 50 μl einer standardisierten Bakteriensuspension erreicht.

Micur®-ST, Sensibilitätstest, enthält in vorgefertigter Form diese Antibiotika in jeweils 2 Konzentrationen (break points) und kann als verkürzte MHK-Bestimmung angesehen werden. Micur®-ST kategorisiert die Bakterien, vergleichbar dem Agardiffusionstest, in die Bewertungsstufen sensibel, mäßig sensibel, resistent. Beide Produkte können bei Raumtemperatur ein Jahr lang gelagert werden; dabei wird eine Antibiotikakonzentration innerhalb der Grenzen von 80–125% gemäß der DIN-Empfehlung garantiert. Somit sind die zuvor gestellten Forderungen, die quantitative Dilutionsmethode für den Einsatz im Routinelabor verfügbar zu machen, erfüllt.

Nun muß aber ein neues Testsystem zur Resistenzbestimmung, das den Anspruch erhebt, den Agardiffusionstest in der Routine abzulösen, genauso problemlos zu handhaben sein wie eben dieser Test und keine gänzlich neuen oder unbekannten Arbeitsschritte enthalten.

Der Verfahrensablauf zur Durchführung der Resistenzbestimmung mit dem Micur®-Testsystem läßt sich folgendermaßen darstellen: die Herstellung des Inokulums wird analog zum Blättchentest vollzogen; es folgen bei Micur® dann lediglich Pipettierarbeiten, wobei ein Multidispenser, Micur®-Dispenser, zur Erleichterung herangezogen werden kann. Die Testplatten werden dann mit einer Abdeckfolie versiegelt und 16–20 Stunden bei 37 °C bebrütet. Die Auswertung erfolgt mit einer Auswertehilfe, Micur®-Viewer, als einfache Ja/Nein-Entscheidung, die direkt in ein mitgeliefertes Patientenbefundformular eingetragen werden kann.

Vergleicht man nun den Ablauf der Durchführung bei Micur® mit dem Blättchentest, so muß man feststellen, daß es sich um bekannte Techniken handelt, die wenig arbeitsintensiv und in gleicher Zeit durchzuführen sind. Gerade der geringe Arbeitsaufwand für die Testausführung mit Micur®-ST zeigt deutlich im Vergleich zum Blättchentest die Praktikabilität des Micur®-ST. Diese Feststellung ist um so bedeutungsvoller, als mit Micur®-ST die direkte Sensibilität eines Bakteriums bestimmt wird, ohne den Umweg über die Regressionsanalyse zu gehen.

Nachdem auch die dritte Forderung nach einfacher Handhabung des Micur®-Testsystems erfüllt ist, stellt sich die Frage, ob die Produkte wie die Referenzmethoden mit einer vergleichbaren Präzision und Reproduzierbarkeit arbeiten?

Die in der Folge gezeigten Ergebnisse aus umfangreichen Untersuchungen in elf Instituten (10) sowie in unserer Forschungsabteilung geben

Organismus	Methode µg/ml	Ampicillin	Ticarcillin	Azlocillin	Mezlocillin	Cefazolin	Cephalotin	Gentamicin	Amikacin	Tetracyclin	Fosfomycin	Chloramphenicol
Escherichia coli C 103	AVT Micur	2 2	S	8 4	1 ≤ 1	2 ≤ 1	4 4	1 0,50	2 2	1 0,50	S	4 2
Escherichia coli K 380	AVT Micur	2 2	S	8 8	2 2	2 ≤ 1	2 4	1 0,50	2 2	1 0,50	4 8–16	4 2
Klebsiella oxytoca C 123	AVT Micur	32 >32	64 64	16 16	8 8	16 8	8 8	2 0,50	4 4	2 0,50	4 4	2 2
Klebsiella pneumoniae C 122	AVT Micur	16 16	64 128	16 8	4 4	2 ≤ 1	2 2	0,25 ≤0,25	1 ≤1	R	8 8	4 2
Enterobacter aerogenes C 139	AVT Micur	R	32 64	64 64	8 16	R	R	0,50 ≤0,25	1 ≤1	4 2	8 16	4 4
Klebsiella pneumonaie C 120	AVT Micur	8 16	32 32	8 8	2 4	1 ≤ 1	1 2	0,50 ≤0,25	1 ≤1	2 0,50	4 8	4 2
Enterobacter cloacae C 138	AVT Micur	32 16	S	8 8	2 2	R	R	0,50 ≤0,25	1 ≤1	2 1	S	4 2
Acinetobacter calcoaceticus C 140	AVT Micur	16 8	S	16 8	8 8	R	R	1 ≤0,25	1 ≤1	0,50 ≤0,25	256 128	4 2
Proteus mirabilis C 108	AVT Micur	1 1	S	8 4	2 1	2 2	1 2	0,50 ≤0,25	S	R	S	8 4
Proteus stuartii C 141	AVT Micur	16 8	S	16 8	4 2	R	R	R	1 ≤1	R	32 64	64 32
Proteus mirabilis C 109	AVT Micur	2 1	S	8 4	2 1	4 8	16 8–16	2 ≤0,25	1 ≤1	8 4	S	32 16
Proteus rettgeri CDC 57718	AVT Micur	1 ≤0,5	S	4 4	2 ≤ 1	S	8 8	2 2	2 4	R	32 32	32 16
Pseudomonas aeruginosa C 118	AVT Micur	R	16 16	4 4	16 16	R	R	8 1	8 4	32 8	16 8	R
Pseudomonas aeruginosa C 119	AVT Micur	R	32 16	16 4	32 8–16	R	R	4 0,50	8 1	>32 16	64 64	R

S – Sensibel
R – Resistent

Tabelle 2: Vergleich von Micur®-RST mit der Referenzmethode Agardilutionstest (AVT)
Angabe der MHK-Werte (Modalwerte)

Auskunft über die Leistungsfähigkeit der beiden Testsysteme Micur®-ST und -RST im Vergleich zum Agardilutionstest (AVT), Bouillondilutionstest (RVT) und zum Agardiffusionsverfahren (ADT).

In den Tabellen 2 und 3 ist ein Vergleich von Micur®-RST zur Agardilutionsmethode mit Referenzstämmen, die auch schon in anderen Studien eingesetzt worden sind (9), dargestellt, wobei der Modalwert der Mehrfachmessung als MHK angegeben ist. Von den insgesamt mit gramnegativen Bakterien erhaltenen 154 Vergleichsfeldern (Tab. 2) liegen die Ergebnisse von 36 Wertepaaren außerhalb der in Micur®-RST

Organismus	Methode µg/ml	Penicillin G	Ampicillin	Azlocillin	Mezlocillin	Cefazolin	Cephalotin	Erythromycin	Gentamicin	Tetracyclin	Lincomycin	Fosfomycin	Chloramphenicol
Staphylococcus aureus C 132	AVT Micur	0,50 0,50	1 1	S	2 2	S	0,50 ≦0,50	S	0,25 ≦0,25	0,50 ≦0,25	1 0,50	S	8 4
Staphylococcus epidermidis C 126	AVT Micur	S	0,50 ≦0,50	S	S	S	0,50 ≦0,50	S	S	R	0,50 ≦0,25	S	2 2
Staphylococcus epidermidis C 127	AVT Micur	0,12 0,25	1 ≦0,50	S	S	S	0,50 ≦0,50	S	S	S	0,50 ≦0,25	64 32-64	4 2
Staphylococcus epidermidis C 130	AVT Micur	2 0,5	8 4	S	2 ≦1	2 ≦1	0,50 ≦0,50	R	S	8 16	R	S	4 4
Staphylococcus epidermidis K 7311	AVT Micur	S	S	S	S	S	0,50 ≦0,50	R	S	R	0,50 0,50	4 4-8	8 4
Streptococcus faecalis C 135	AVT Micur	2 1	1 ≦0,50	S	S	n.b.*	16 8	1 1	8 4	16 16	16 8	64 128	4 2
Streptococcus faecalis K 460	AVT Micur	2 1	1 ≦0,50	S	S	n.b.*	32 16	0,50 0,50	4 2	0,5 ≦0,25	16 8	64 32-64	8 4
Streptococcus faecalis CDC 2030	AVT Micur	2 1	2 ≦0,50	S	S	n.b.*	32 8	1 1	8 4	R	16 8	64 32-64	4 4
Streptococcus liquefaciens C 136	AVT Micur	2 1	1 ≦0,50	S	S	n.b.*	32 16	1 2	8 4	0,5 ≦0,25	16 16	64 64	8 4
Streptococcus liquefaciens CDC 027	AVT Micur	2 1	2 ≦0,50	S	S	n.b.*	32 8	1 1	8 4	R	16 8	64 32-64	4 2
Streptococcus durans CDC 2148	AVT Micur	2 1	1 ≦0,50	S	S	n.b.*	16 8	1 1	8 2	R	16 8	64 64	8 2

*) n.b. = nicht bestimmt
S = Sensibel
R = Resistent

Tabelle 3: Vergleich von Micur®-RST mit der Referenzmethode Agardilutionstest (AVT) Angabe der MHK-Werte (Modalwerte)

vorgegebenen Skalierung und lassen sich eindeutig als sensibel (s) und resistent (r) einordnen. In 107 der verbleibenden 118 Fälle stimmen die Werte innerhalb ±1 Verdünnungsstufe (MHK-Stufe) überein. Von den verbleibenden 11 Abweichungen um ≥ 2 MHK-Stufen lassen sich die meisten durch einen mutmaßlichen Einfluß von Ca^{2+}- und Mg^{2+}-Kationen erklären, deren Anteil um ein Vielfaches durch den Agarzusatz erhöht worden ist (es wurde nicht supplementiert, Erhöhung der Calcium-Konzentration durch den Agar-Zusatz von 10,6 auf 50,1 mg/l und der Magnesium-Konzentration von 4 auf 16 mg/l).

Ähnlich gute Übereinstimmungen zeigen die Vergleichsuntersuchungen mit Referenzstämmen grampositiver Bakterien (Tab. 3); auch hier entziehen sich von 126 Wertepaaren 46 einem direkten Vergleich, indem eindeutige Resistenz oder Sensibilität vorliegt. 73 von 80 Wertepaaren stimmen überein (±1 MHK-Stufe), und extreme Differenzen um mehr als 2 MHK-Stufen treten nicht auf.

In der Tabelle 4 ist nun der Vergleich von Micur®-RST mit der Bouillondilutionsmethode, der mit frisch isolierten Bakterien aus dem Urin durchgeführt wurde, zusammengefaßt; Unterschiede in den MHK-Werten um ±1 Stufe werden auch hier als Übereinstimmung gewertet, da dies eine den Dilutionsmethoden inhärente Streuung ist. Unter dieser Voraussetzung stimmen Micur®-RST und die Referenzmethode je nach Antibiotikum in 85–98% der Fälle überein. Die Aufschlüsselung nach Bakterien ergibt für den Vergleich ebenfalls eine sehr gute Übereinstimmung von 82 bis 97%, insgesamt über 90%.

Neben der Präzision gilt es nun, die Reproduzierbarkeit der Messungen mit einem neuen Testsystem zu beweisen. Ein exaktes Maß für die Reproduzierbarkeit von Micur®-RST bringt die Auswertung über MHK-Werte, dargestellt in Tabelle 5, für alle Bakterienstämme und für die Antibiotika mit MHK-Werten innerhalb der 7 vorgegebenen Konzentra-

	Übereinstimmung von Micur®-RST [01] und RVT innerhalb ± einer MHK-Stufe (in %) Labor 4 (Mikro-RVT)
Ampicillin	94
Carbenicillin	91
Azlocillin	89
Cephalotin	90
Cefazolin	89
Gentamicin	87
Amikacin	94
Tetracyclin	85
Cotrimoxazol	98
Nitrofurantoin	91
Nalidixinsäure	88
Chloramphenicol	87
Insgesamt	90

Tabelle 4: Vergleich von Micur®-RST [01] mit dem Bouillondilutionstest (RVT) an 104 Bakterienstämmen aus Humanproben
Micur®-RST [01]: Testplatten für Reihensensibilitätstests von harnwegpathogenen Bakterien

	Abweichung der MHK-Werte vom Modalwert (in %)						
				Übereinstimmung $\pm 1 \log_2$			
	−4	−3	−2	−1 0 +1	+2	+3	+4
Ampicillin				← 96,8 →	3,2		
Fosfomycin				← 90,0 →	10,0		
Azlocillin				← 96,2 →	3,8		
Cephalotin			0,9	← 94,8 →	4,3		
Cefazolin			1,2	← 95,6 →	3,1		
Gentamicin			1,5	← 96,6 →	1,9		
Amikacin			0,4	← 95,4 →	4,2		
Tetracyclin				← 99,5 →	0,5		
Nitrofurantoin			0,5	← 94,8 →	4,7		
Nalidixinsäure				← 94,8 →	5,2		
Chloramphenicol				← 99,5 →	0,5		

Bei Cotrimoxazol lagen alle MHK-Werte außerhalb der Skala

Bakterien

	−4	−3	−2	−1 0 +1	+2	+3	+4
E. coli ATCC 25922				← 98,1 →	1,7	0,2	
Klebsiella pneumoniae ATCC 13883			0,2	← 96,7 →	2,1	1,0	
Proteus mirabilis ATCC 21100			0,5	← 93,1 →	4,7	1,9	0,3
Pseudomonas aeruginosa ATCC 27853			0,8	← 98,6 →	0,6		
Streptococcus faecalis ATCC 29212			0,9	← 96,4 →	1,9	0,8	
Insgesamt			0,5	← 96,7 →	2,2	0,6	

Tabelle 5: Reproduzierbarkeit der MHK-Werte von Micur®-RST [01] in 9 Laboratorien

tionen. Die Reproduzierbarkeit ist ausgezeichnet und liegt immer im Bereich oberhalb von 90%, in 12 der 16 Fälle sogar über 95%.

Ganz anders stellen sich die Verhältnisse beim Vergleich des Micur®-Testsystems mit dem Agardiffusionstest dar (Tab. 6). Die Übereinstimmung von Micur®-RST und Micur®-ST ist nahezu vollständig, hingegen zeigt der Vergleich von Micur®-RST und Micur®-ST zum Agardiffusionstest deutliche Abweichungen.

Das wichtigste Resultat dieser vergleichenden Untersuchungen ist, daß das Micur®-Testsystem in hohem Maße reproduzierbar und vom Ergebnis her gleichwertig mit der Referenzmethode ist, sowohl im Agar als auch in der Bouillon.

Das vorliegende Datenmaterial beweist somit auch die letzte Forderung nach einer vergleichbaren Präzision und Reproduzierbarkeit für die Micur®-Testsysteme (10). In einer Zusammenfassung ergeben sich folgende Vorteile bei der Testdurchführung mit Micur®-ST und -RST:

	Übereinstimmung der einzelnen Tests (in %)		
	Micur®-RST 01 Micur®-ST 01	Micur®-RST 01 ADT	Micur®-ST 01 ADT
E. coli ATCC 25922	96,0	78,7	75,6
Klebsiella pneumoniae ATCC 13883	91,7	76,7	82,7
Proteus mirabilis ATCC 21100	92,0	73,1	75,6
Pseudomonas aeruginosa ATCC 27853	96,6	78,1	79,0
Streptococcus faecalis ATCC 29212	95,4	66,7	64,2
Insgesamt	94,3	74,7	75,4

Tabelle 6: Vergleich von Micur®-RST 01, Micur®-ST 01 und dem Agardiffusionstest (ADT) in 9 Laboratorien
(nur die im Erfassungsbereich von Micur®-RST 01 liegenden MHK-Werte wurden berücksichtigt)
Micur®-ST 01: Testplatten für Sensibilitätstests von harnwegpathogenen Bakterien
Micur®-RST 01: Testplatten für Reihensensibilitätstests von harnwegpathogenen Bakterien

Bei der Qualität:

Antibiotika in engen Toleranzen dosiert (80–125% vom Nominalwert) standardisiert gemäß DIN-Empfehlung und damit reproduzierbar.

Bei der Durchführung:

kurze Testvorbereitung,
einfache Handhabung,
geringer Platzbedarf im Brutschrank durch Stapelfähigkeit der Platten.

Bei der Auswertung und Interpretation:

einfaches Ablesen,
übersichtliches Befundformular,
direkte Sensibilitätsbestimmung ohne Regressionsgerade,
Micur®-RST: zusätzliche Informationen zur Therapie und Epidemiologie.

Literatur

1. DIN 58940: Methoden zur Empfindlichkeitsprüfung von bakteriellen Krankheitserregern (außer Mykobakterien) gegen Chemotherapeutika. Beuth Verlag, Berlin (1981).
2. National Committee for Clinical Laboratory Standards (NCCLS); Proposed Standard PMS 7 (1980).
3. *Wiedemann, B.:* Problems Concerning Multicenter-Studies on Drug Resistance. In: Antibiotic Resistance, p. 395 (Eds.: Mitsuhashi, L. Rosival, V. Krcmery), Springer, Berlin – Heidelberg – New York 1980.
4. *Laik Ali, S., U. Klaus:* Fresenius Z. Anal. Chem. *306* (1981), 399.
5. *Knothe, H.:* J. Antimicrob. Chemother. *6*, Suppl. A. (1980), 31.
6. *Dickert, H., K. Machka, J. Braveny:* Infection *9* (1981), 18.
7. *Krasemann, C., H. Brandis:* Immunität und Infektion *6* (1978), 240.
8. *Kaufmann, H., N. Neussel, G. Linzenmeier:* Arzneimittel-Forschung *23* (1973), 743.
9. *Jones, R.N., A.L. Barry, J. Bigelow, T.L. Gavan, C. Thornsberry:* Evaluation of the Micur System for Quantitative Antimicrobial Susceptibility Testing: a Multiphasic Comparison with Reference Methods. J. Clin. Microb. *16* (1982), 153.
10. Bewertung eines neuen Systems zur Antibiotika-Empfindlichkeitsprüfung harnwegpathogener Bakterien. Kooperative Studie an elf Zentren. Diagnostik u. Intensivtherapie *14* (1981), 375.